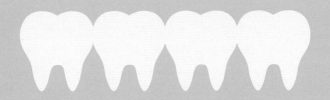

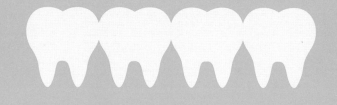

치과의사들이 하는
그들만의
치아 관리법

3분의 힘, 건강한 치아의 비밀

치과의사들이 하는
그들만의
치아 관리법

이수진 지음

Booksgo

건강한 치아는
오복 중 하나다

책을 마감하느라 신경을 좀 썼더니 이가 아프다. 월요일, 출근하자마자 직원더러 치통약 좀 사다 달라고 했다.

예전에는 이가 아프다고 약을 달라는 환자들을 보면 이해가 안 되었다. 질긴 것을 씹지 말라고 주의를 주는데도 맨날 밤늦게까지 오징어를 씹다가 이, 잇몸, 턱까지 아프다고 호소하는 환자들을 이해하기가 쉽지 않았다.

그런데 지금 내 상황이 딱 그렇다. 책 쓴다고, 스트레스 좀 받는다고 밤에 과자를 우걱우걱 열심히도 먹었다. 중년의 나이에 딱딱한 과자를 오랫동안 씹어 먹고 나니 다음날 아침부터 치통이 왔다. 치아와 잇몸이 과도한 저작력을 견디지 못하는 것이다.

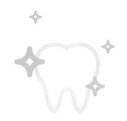

치아와 잇몸이 망가지는 원인은 국소적인 원인과 전신적인 원인이 있다. 국소적인 원인은 세균과 힘이다. 충치와 풍치는 세균에 의해서 생긴다. 그러나 세균은 양치질로 충분히 예방을 할 수 있다. 전신적인 원인은 내 몸이 건강하고 면역력이 좋아야 한다. 이 단순한 원리만 알면 누구나 신경치료와 발치를 막을 수 있다.

그러나 치과의사인 나도 알면서도 지키지 못할 때가 있는데, 일반 사람들은 오죽할까?

나는 25살에 치과면허를 따 치과의사가 된 이후로 너무나 많은 안타까운 상황들을 보아왔다. 제 때에 양치질만 잘했어도 충분히 예방할 수 있는 구강 질환을 앓으며 굳이 하지 않아도 되는 고생을 하기도 한다.

이 책을 쓴 이유는 바로 이 안타까움에서 시작했다. 치과를 운영하면서 임플란트와 발치라면 우리나라에서 둘째가라면 서러울 정도로 엄청나게 했다. 다른 나라에 비해 유독 우리나라의 임플란트 환자가 비교도 안 될 만큼 많았다. 덕분에 우리나라 치과의사의 임플란트 수술 실력은 전 세계에서 최고다.

치열한 대학입시 제도 덕에 우수한 인재들이 치과대학에 많이 들어가 치과의사 숫자도 충분히 많다. 치과의사 숫자가 많고 치과도 많은 덕에 외국보다 훨씬 낮은 치료비로 양질의 치과 치료를 받을 수 있게 되었다.

하지만 치료보다는 예방이 행복한 법이다. 다른 전신 질환도 생활습관의 개선이나 운동 등으로 예방할 수 있는 부분이 많다.

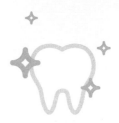

요즘은 의료서비스의 다각화로 1~2년에 한 번 건강검진을 받는 시대가 도래했다. 그러나 여전히 치과검진은 예전과 별반 다르지 않다.

두려움 때문이다. 긴 치료시간, 다른 과목의 진료보다 높게 느껴지는 치료비, 무엇보다도 무서운 치과 진료에 대한 공포와 트라우마가 한 몫 한다는 것도 안다.

하지만 치과 진료야말로 '호미로 막을 일을 가래로 막는다.' 는 옛말이 딱 맞는다고 할 수 있다. 지금은 1년에 한 번 스케일링은 건강보험 적용이 된다. 스케일링으로 막을 수 있는 구강병은 정말 많다. 치아 사이 충치도 막고 잇몸에 생기는 염증도 막을 수 있다. 또 올바른 양치질 방법도 스케일링을 하고 난 후 치과에서 가르쳐준다. 스케일링을 받을 때에 양치질이 제대로 안 되는 곳을 알려주는 약품도 있다.

　그러니 치과를 너무 멀리 하지는 말자. 필자가 SNS 라이브 방송을 할 때면 수많은 사람들이 치아 증상에 대해 질문을 한다. 눈으로 보지 않고 대답을 하는 것은 정확도가 떨어질 수 있기 때문에 초창기에는 제대로 답을 하지 않았다. 하지만 오죽 답답하면 물어볼까 하는 생각에 최근에는 열심히 설명을 하고 있다. 그러나 무엇보다 중요한 것은 치과에서 정확하게 검진을 받고 진단을 받아 질병 초기에 적절한 치료를 받는 것이다.

　언제나 안타까웠다. 이러한 마음으로 한 자 한 자 써내려 갔다. 물론 낮에는 진료하고 밤에 책을 쓰는 것이 쉽지만은 않았다.

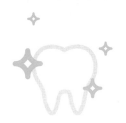

하지만 널리 사람들에게 이로움을 주고자 하는 마음을 알아주고 이 책에 쓰인 구강 건강관리에 대한 주의사항을 잘 지켜 사람들이 건강해지길 바랄 뿐이다.

나의 여러 활동(SNS와 책)이 국민 건강에 작든 크든 도움이 되기를 바란다. 그렇게만 된다면 한 사람의 의료인으로서 참으로 행복할 것 같다.

이 책을 읽는 모든 이들이 건강한 치아 관리로 오래오래 행복한 삶을 살 수 있기를 바란다.

이수진

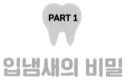

입냄새의 비밀

PART 3

치아 미백과 교정의 비밀

Q & A

이수진 원장이 알려주는 치아 상식

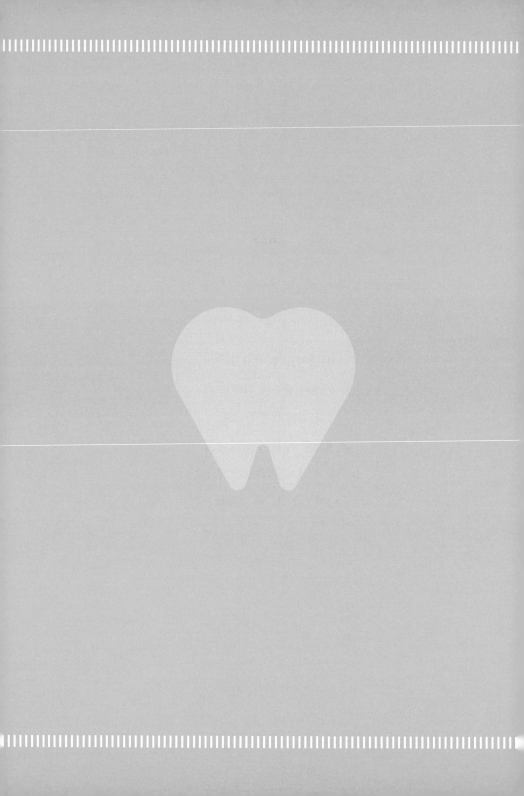

PART 1

입냄새의
비밀

하루 1시간
양치질하세요

‘하루 1시간 양치질하라.’는 말을 방송 프로그램에서 이야기한 적 있다. 결과는 심한 악플에 시달렸다. 하지만 내가 전하고 싶었던 말의 속뜻은 한 번 양치질할 때마다 정성껏 3분을 할애하라는 이야기였다.

아침에 눈뜨자마자, 매끼 식사 후, 잠자기 전에 양치를 해야 한다. 과자나 과일 같은 간식을 먹고 나서도 양치를 해야 한다. 주스나 커피 같은 음료를 먹거나 마신 후에도 매번 꼬박꼬박 양치질을 해야 한다.

우리는 하루에 식사, 간식, 음료를 먹거나 마시는 행위를 몇 번이나 할까? 아마도 20회는 족히 될 것이다. 그러니 20번에 양치 시간 3분씩을 곱하면 하루 양치질하는 시간은 60분, 1시간이 된다. 그런 의미에서 하루 1시간을 양치질에 할애해야 한다고 주장한 것이다.

그러나 이런 나의 주장에 거세게 반발하고 악플을 다는 사람들이 많은 걸 보면, 많은 사람들이 양치질을 귀찮아하는 것은 아닐까하는 생각이 들었다. 이러한 생각은 치과에 내원하는 환자들의 이야기만 들어보아도 쉽게 알 수 있다.

'원장님 나는 매일 양치하는데, 왜 치아가 이렇게 망가져요? 하루에 두 번이나 한단 말이에요.'

'허걱! 음식은 하루에 몇 번 드시는데요?'

'하루 세끼 먹지요.'

'간식은요? 음료수는요?'

'그런 거 먹고도 일일이 양치해야 해요? 양치하다 세월 다 가겠네, 참'

'맨날 치과에 오셔서 이 뽑고 임플란트 하면서 고생하시는 거 보단 양치질 몇 번 더 하시는 게 낫지 않으세요?'

어떤 임플란트 환자는 '아휴~~ 비싼 돈 들여 임플란트 다 했으니, 이제 양치질 안 해도 되겠네.'라고 말을 해 내가 아주 기겁을 하고 환자와 한참동안 면담을 한 적이 있다.

임플란트 역시 내 잇몸 안에 있는 것이고 입속 세균의 영향을 받는 것이니, 자연 치아일 때보다 양치질을 더 잘해야 한다는 설명을 한참동안 했다.

젊은 환자들도 충치 치료를 했거나 덧씌운 치아는 다신 썩지 않을 거라는 안이한 생각을 하는 경우가 있다. 환자와 소통이 필요한 이유가 바로 여기에 있다.

임플란트는 썩지는 않으나 풍치 즉, 잇몸 염증엔 취약하다. 자연 치아와는 달리 치아와 잇몸을 연결해주는 치주인대가 없기 때문이다. 그래서 염증이 한 번 시작되면 오히려 자연 치아보다 그 진행 속도가 더 빠른 경우도 있다.

우리나라에서 임플란트 시술을 활발하게 한지는 불과 20년도 되지 않았다. 10년 전만 해도 환자는 본인의 관리 소홀 즉 임플란트 부위 양치질 관리를 하지 않았다는 생각은 하지 않고 탈이 나면 무조건 의사 탓만 해서 싸움이 빈번했다. 사실 그 스트레스에 치과를 접은 의사도 여럿 보았다.

모든 치료가 그러겠지만 치과 치료 특히 임플란트는 의사의 치료가 반, 환자의 관리가 반이다.

나는 20년간 우리나라에서 둘째가라면 서러울 정도로 임플란트 수술을 많이 해 왔다. 그러나 꾸준히 정기검진을 오거나 양치질 관리를 잘 하는 임플란트 환자는 그리 많이 보지는 못했다.

아무리 정기검진을 강조해도 한 번 치료가 끝나면 치과에 다시 오고 싶어 하지 않기 때문이다. 물론 치과 가기가 꺼려지는 그 심리는 이해할 것 같다.

하지만 '호미로 막을 걸 가래로 막는다.'는 속담처럼 일을 크게 키우기 전에 미리미리 예방하는 것이 최고로 좋다. 그러니 하루 1시간을 양치질에 투자하는 걸 너무 시간 낭비라고 생각하지 말자. 온 국민이 하루 1시간 양치질하면서 관리하면 대부분의 치과는 망할지 모른다.

그러나 나는 국민 건강에 이바지 하고 싶기에 또 욕을 먹더라도 계속 주장한다.

하루 1시간 양치질!

입냄새의 원인 90%는
입안에 있다

....

36.5도의 아주 더운 여름날, 비가 내려 축축한 장마
철에 음식물 쓰레기봉투를 내놓으면 그 안은 어떨까?

환자들에게 쉽게 예를 들어 설명할 때에 비유하는 말이다.
입속을 음식물 쓰레기봉투에 비유하면 환자는 기분이 나쁠 수
있지만, 나를 치과의사로 찾은 환자의 마음에 가장 와닿는 명쾌
한 설명이라고 생각한다.

사람의 체온은 36.5도다. 그리고 입속은 늘 침이 고여 축축한
상태로 1억에서 10억 마리의 세균이 우글거리며 살고 있다.

물론 좋은 세균도 있지만 관리를 제대로 하지 않는 사람 입속에는 치아와 잇몸을 파괴하는 세균의 수가 좋은 세균의 숫자보다 훨씬 많다. 나쁜 세균이 우글거리는 사람의 입안에서 좋은 냄새가 날 리 없다. 사실 세균 1억 마리는 지하철 화장실 변기에서 발견되는 세균의 숫자보다 많다.

입속 세균 중 가장 악랄한 세균은 혐시성 세균(산소가 없어도 번식하는 세균)이다. 이 세균은 혀 안쪽이나 잇몸 안쪽 같은 입안의 깊숙한 곳에서 잘 자란다. 치아와 잇몸 사이의 주머니 같은 공간(치은 열구)이 있는데, 이곳도 세균의 번식처가 된다.

그래서 양치를 할 때 치아만 닦는 것이 아니라 입안 구석구석 치아와 잇몸 사이까지 잘 닦아야 한다고 강조하는 것이다. 그것도 올바른 방법으로 말이다. 그래서 나는 회전법으로 닦기를 추천한다.

회전법 닦기란 아랫니는 아래에서 위로, 윗니는 위에서 아래로 빗자루로 쓸 듯이 45도 방향으로 양치질을 하는 것이다. 회전법을 수없이 강조하는 이유는 아무리 강조해도 부족하기 때문이다.

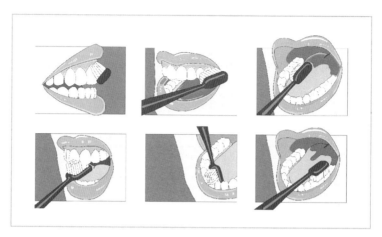

아랫니는 아래에서 위로, 윗니는 위에서 아래로 빗자루로 쓸 듯이
45도 방향으로 양치질을 하는 회전법을 추천한다.

입안에 닦지 않아도 되는 부분은 하나도 없다. 치아는 물론
이고 혀 구석구석, 잇몸 구석구석까지 다 닦아야 한다. 흔히 양치
질을 한다고 치아만 닦으면 되는 줄 알고, 잇몸이나 혀 닦는 것을
소홀히 하는 사람들이 많다. 그런 사람들은 풍치(치주 질환, 잇몸 질
환이라고도 한다)에 쉽게 걸린다. 실제로 우리나라 성인의 2/3가 풍
치를 앓고 있다.

물론 양파나 마늘, 파를 먹는 식습관도 입냄새에 영향을 미
치지만, 양치질만 제대로 구석구석 잘 하면 입냄새를 상당히 줄
일 수 있다. 뿐만 아니라 과일과 채소를 즐겨 먹는 습관은 입냄새

를 줄이는 데에 상당히 도움이 된다. 과일과 채소는 치아와 잇몸 구석구석을 씻어내는 자정작용을 해주는 음식이기 때문이다.

입냄새가 난다고 누군가 얘기해 주면, 속이 안 좋다거나 음식을 잘 못 먹었다는 등의 평계를 댈 수도 있다. 하지만 식도나 편도선, 위에 심한 염증이 있는 경우가 아니라면 입냄새의 원인은 입안에 있다. 그러니 올바른 양치질 방법을 숙지하여 입속 관리를 잘 해야 한다.

36.5도의 축축한 입속 어딘가에 양치질로 제거되지 않은 음식물 찌꺼기가 부패하고 있다고 상상해보자. 우리 잇몸과 치아 사이에, 혀의 돌기 사이사이 또는 충치로 인해 생긴 치아 구멍에 음식이 박혀 있다면 냄새가 날 수밖에 없다.

입속 관리는 선택이 아닌 필수다. 상쾌한 입, 상쾌한 대인 관계를 위해서도 반드시 필요하다. 매끄러운 대화는 상쾌한 입속에서 시작된다.

물방울 레이저 치료가
비싸다고요

물방울 레이저를 우리 치과에 도입한 지는 벌써 15
년이 되었다. 2006년부터 임플란트 수술을 할 때나 잇
몸을 치료할 때에 사용해왔다. 임플란트 수술을 할 때는 수술용
칼 대신 잇몸을 절개하니 그야말로 신세계다. 의사 입장에서는
출혈이 거의 없고 감염 우려가 적으니 수술 부담이 적다.

또 환자 입장에서는 '피 한 방울 안 나고 순식간에 임플란트
10개를 심고 왔다.'는 소문이 돌며 한 동네 사람들이 거의 와서
치료를 받고자 한다. 치과라면 무서워 벌벌 떨던 사람들에게 신
세계가 펼쳐진 것이다.

물방울 레이저 치료는 수술용 칼로 째는 시간과 수술 후 꿰매는 시간이 절약되기 때문에 수술 시간이 많이 단축된다. 그래서 한 개의 임플란트를 식립하는 시간이 5분도 되지 않는다.

환자들 입장에서는 수술 시간이 짧아 고통이 훨씬 덜하다. 마취도 크게 필요 없다. 수술에 사용되는 마취제 양이 일반 수술보다 훨씬 적다. 물방울 레이저 자체가 신경 말단에 작용하여 마취 효과를 내기 때문이다.

또 림프관과 혈관에 작용하여 감염과 출혈을 줄인다. 그래서 고혈압, 당뇨 등 전신 질환이 있는 어르신들이 안전하게 임플란트 수술을 받을 수 있다.

물방울 레이저 치료 덕에 많은 임플란트 환자들을 치료할 수 있었고 환자들은 그 혜택을 누릴 수 있었다. 더불어 내게는 전국 최다 임플란트 시술을 하는 치과의사 타이틀이 붙었다.

하지만 호사다마라고 물방울 레이저 치료를 반대하는 사람들의 공격도 만만치 않았다. 일단 물방울 레이저 기계가 당시 1억 3천만 원이나 하는 고가였다. 당연히 물방울 레이저를 사용해

보거나 접해본 치과의사보다는 그렇지 않은 치과의사가 훨씬 많았다.

　사람들은 자신이 모르는 분야에 대해선 먼저 부정하거나 공격하는 경향을 보이기도 한다. 그래서인지 많이 접해보지 않은 물방울 레이저를 사용한 임플란트에 대한 부정적인 공격을 수없이 받아왔다. 치료를 받아본 환자들은 크게 만족하는 데도 부정적인 이야기가 많이 들렸다.

　입장을 바꿔 생각해보면 둘 다 이해가 간다. 내가 다른 치과의사의 입장이라도 아마 그랬을 것이다. 치과에 잘 다니던 환자가 어느 날 갑자기 '임플란트 치료는 다른 병원에서 받고 올게요.'하고 말한다면 분명 화가 날 것이다.

　실제로 물방울 레이저 치료를 공격하는 여론 덕에 치과의사협회에서 공문이 날라 온 적 있다. 정말로 '5~10분 내에 임플란트 식립 수술이 가능한가?'에 대해 수술 받은 환자 100명에게 서명을 받아오라는 공문이었다.

　지금으로부터 약 10년 전의 일이지만, 어제 일처럼 선명할 정도로 꽤 큰일이었다.

'허허, 이원장이 잘 나가니까 다들 질투하는구면.'이라 말하며 다들 흔쾌히 서명해주어서 환자 100명의 서명을 어렵지 않게 받아 치과의사 협회에 제출하였다.

그 당시 나는 다른 치과의사들에 대한 섭섭함보다는 나를 믿고 인정해주는 환자들에 대한 고마움이 너무나 커서 오히려 행복했다. 누구나 겪지 않아도 되는 어려운 일이었지만, 누구도 느껴보지 못한 행복감도 동시에 맛 본 것이다.

물방울 레이저는 강도를 조절할 수 있어 임플란트 식립뿐만 아니라 잇몸 치료, 잇몸 성형에도 다양하게 사용된다. 물론 피가 거의 나지 않고 일반 치료보다 훨씬 덜 아프기 때문에 환자들에게도 유용한 치료다.

비싸지 않냐고 걱정하는 사람도 있지만, 물방울 레이저가 우리나라에 처음 도입되던 15년 전에 비하면 치료비도 많이 낮아졌다.

오래전 프랑스에서 시작된 물방울 레이저의 역사는 깊고 많은 논문으로 그 효능이 입증되어 왔고, 실제로 내 치료를 받은 환자들의 만족감 역시 높다.

　　오늘도 나는 물방울 레이저와 함께 행복한 치과 치료를 시작한다. 나를 믿고 물방울 레이저 치료를 받으러 오는 나의 환자들도 행복해 한다.

　　여전히 비싸다고 찬반 논란이 있기는 하지만 치료비도 많이 낮아졌고, 무엇보다 환자들의 만족도가 높은 좋은 치료라는 점에서는 누구도 부정할 수 없을 것이다.

치실하지 않는 자 무덤에 빨리 들어간다

'치실하지 않는 자 무덤에 빨리 들어간다.'

몇 해 전, 미국 치과 학회에서 발표한 이 말은 좀 무시무시한 말이다. 그러나 너무나 정확한 팩트 폭격이다. 필자는 나이가 들수록 스스로 실감한다. 또 환자의 입속을 매일같이 들여다보는 치과의사로서 늘 그 사실을 목격하고 현실로 와닿는 중이다.

치실 사용은 잇몸 질환 예방은 물론이고, 치아 사이 충치, 치아 뿌리 쪽 충치 발생 예방에 필수다. 미세모나 스파이럴모 칫솔, 어금니 칫솔, 치실은 치아 건강 지킴이 삼대 필수 요소다. 평생 지니고 다니면서 언제 어디서라도 쉽게 치아 관리를 해야 하는

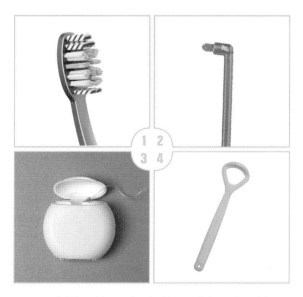

1 스파이럴모 칫솔   2 어금니 칫솔   3 치실   4 혀 클리너

필수품이다.

사용 순서는 다음과 같다.

첫째, 미세모나 스파이럴모 칫솔로 치아, 잇몸, 혀 그리고 치아와 잇몸 사이 경계면을 꼼꼼히 닦아야 한다. 이때 처음 양치질을 시작할 때는 물을 묻히지 않는 상태에서 시작한다. 혀 안쪽을 닦을 때에 구역질이 느껴질 수 있으니, 입안을 물로 한 번 헹군 후 다음 단계로 넘어간다. 혀 클리너를 사용해 혀를 닦아도 좋다.

둘째, 어금니 칫솔로 맨 끝 어금니, 특히 일반 칫솔로 들어가지 않는 치아 맨 뒷부분까지 꼼꼼히 닦는다. 혹시 치열이 불규칙하여 일반 칫솔이 치아 사이에 안 들어가 덜 닦여지는 부분이 있다면, 그 부분을 어금니 칫솔로 닦으면 아주 좋다.

셋째, 치실을 치아 사이사이에 넣어 닦는다. 이때에 치실을 쓰는 방향이 중요하다. 치아 사이로 치실을 밀어 넣은 후 잇몸 속에서 치아 씹는 면 쪽으로 치아 사이를 닦아내듯이 닦는다.

좀 더 정확한 사용법은 필자의 유튜브 영상 '치실로 셀프 잇몸 치료'를 참고하면 좋다.

이수진 원장의
치실로 셀프
잇몸 치료

치실을 사용할 때 냄새가 고약하고 매일 피가 묻어난다면, 약국에서 헥사메딘을 구입하여 치실에 묻혀 사용한다. 헥사메딘은 잇몸 수술이나 임플란트 수술 시에 사용하는 우수한 소독 가글 용액이다. 단, 헥사메딘을 10일 이상 연달아 사용하지는 말기 바란다. 구강 내 세균총의 교란을 일으킬 수 있어서다. 또 헥사메딘을 10일 이상 연달아 사용하면 혀가 새까매질 수 있다.

앞서 첫 번째로 이야기한 칫솔 사용 방향과 방법도 중요하다. 아랫니는 아래에서 위로, 윗니는 위에서 아래 방향으로 빗자루로 쓸 듯이 45도 방향으로 양치질을 한다. 이를 '회전법'이라 부른다.

일부 치과의사들은 이 회전법보다는 바스법이 더 좋은 양치 방법이라 주장하는 데 필자는 이에 강력히 반대한다. 바스법은 치아와 잇몸 사이 주머니 즉 치은 열구내의 세균을 제거한다는 목적으로 치아와 잇몸 사이에 진동을 주며 양치하는 방법이다.

그러나 바스법으로 평생 양치하면 그 부분을 보호하는 시멘텀의 손상으로 이 시림, 치경부 마모증이 생긴다. 필자도 치과 대학 시절에 배운 이 바스법으로 양치를 수년간 하여 이 시림과 치경부 마모증에 평생 시달리고 있다.

실제로 필자의 선배와 동료 치과의사 중에도 치경부 마모증으로 고생하다가 결국 치료받는 경우가 빈번하게 발생하였다. 필자가 다른 치과의사의 치경부 마모증 치료를 해준 경우도 여러 번 있다.

회전법이 잘 이해되지 않는다면 필자의 유튜브 영상 중에 '올바른 양치질 끝판왕'을 참고하기 바란다.

이수진 원장의
올바른 양치질
끝판왕

치실은 굵은 것보단 가는 걸 추천한다. 잇몸에 자극을 최소로 하기 위해서다. 또 왁스칠이 되어 있는 'waxed'라고 표시된 것을 추천한다. 브랜드는 크게 가리지 않으나 아무래도 싼 게 비지떡이라고 조금 비싼 제품이 품질이 좋은 경우가 많다.

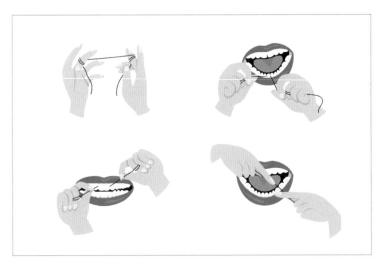

치아 사이로 치실을 밀어 넣은 후 잇몸 속에서
치아 씹는 면 쪽으로 치아 사이를 닦아내듯이 닦는다.

치실 사용을 어려워하는 사람들이 가끔 있는데 처음엔 익숙하지 않을 수 있다. 하지만 거울을 보고 꼼꼼하게 치아 사이로 치실을 올바른 방향으로 밀어 넣는 연습을 하다보면 금세 익숙해진다. 뿐만 아니라 잇몸도 좋아진다.

특히 잘 발견되지 않는 치아 사이 충치 예방에 아주 좋다. 치아 사이 충치가 커져 뿌리로 퍼지는 일은 아주 흔하다.

뿌리까지 퍼진 충치는 아무리 치아를 살리려고 애를 써도 계속 뿌리 아래까지 퍼져 씌우는 치료(크라운)로 해결이 안 되어 결국 발치하는 경우가 많다.

밀림의 왕자 사자는 다른 동물에게 잡아 먹혀 죽기보다는 이가 빠져 음식을 못 먹어 굶어 죽는 일이 많다고 한다. 사람도 음식을 잘 못 먹고 밥숟가락을 놓으면 수명을 다하게 된다. 그러니 '치실하지 않는 자 무덤에 일찍 간다.'는 말은 정확한 팩폭이 아니라 부정할 수 없다.

전동 칫솔은
쓰지 마세요

◆ '원장님, 전동 칫솔 써도 되죠?' 내가 제일 많이 받는 질문 중에 하나다. 이럴 때면 뭐라고 대답해야 할지 난감하다. 내가 전동 칫솔 회사와 원수진 것도 아니니 무조건 쓰지 말라고 하기도 애매하다. 하지만 굳이 결론을 말하자면 쓰지 않는 것이 좋다.

내가 늘 강조하는 '회전법'으로 올바르게 미세모나 스파이럴 모 칫솔, 어금니 칫솔, 치실로 관리를 한다면 전동 칫솔까지 필요치 않다. 그러나 정확한 회전법으로 양치질을 제대로 할 수 없는 사람들이 있다.

나의 환자 중에는 오른손에 장애가 있어 손을 잘 쓸 수 없거나 중풍 등의 질병 때문에 양팔을 제대로 쓸 수 없는 분도 있었다. 팔을 쓰는 일이 자유롭지 못한 사람들에게는 전동 칫솔을 쓰더라도 자주 양치질하기를 권장한다.

원래 전동 칫솔은 장애인들을 위해 개발된 것이었다. 그런데 몇 년 전부터 CEO나 직장인들이 바쁘고 시간이 없다는 핑계로 전동 칫솔을 사서 쓴다는 이야기를 여러 번 들었다. 하지만 바쁠수록 전동 칫솔 쓰는 것을 반대한다. 아무리 바빠도 치아 관리만큼이나 중요한 일이 또 있을까?

음식을 제대로 씹고 영양 섭취를 잘 하는 것은 소화 기관뿐만 아니라 전신 건강을 지키는 데에 중요하다. 그런데 치아나 잇몸에 탈이 나서 치과 치료를 받으면 거기에 빼앗기는 시간과 에너지는 상당하다.

아마 치과 치료를 받아 본 사람들은 모두 공감할 것이다. 간단한 충치 치료나 잇몸 치료만 받아도 상당히 신경 쓰이고 치과에 다니는 자체가 힘들다는 것은 더 이상 말하지 않아도 알 것이다.

나도 십년 전에 신경치료를 받아본 적이 있다. 당시 너무 바쁜 일이 있었고 잠도 잘 못 자고 과로와 스트레스가 겹친 상황이었다. 그래서 평소처럼 꼼꼼한 치아 관리를 하지 못하고 잠시 양치질을 소홀히 했더니 충치가 깊어져 신경치료를 해야 할 단계까지 충치가 진행된 것이다.

오전에 신경치료를 한 시간 가량 받고 치과에서 근무를 하던 그 때를 회상하면 어제 일처럼 선명하다. 치과의사다보니 환자들의 신경치료를 늘 해주는 입장이었다. 그러나 막상 내가 치료를 받는 환자 입장이 되어보니 엄청 큰일을 겪은 것 같았다. 매일 하던 치과 업무인데도 하루 종일 기운이 없고 축 처져 당장 집에 가서 드러누워야 할 것 같은 몸 상태였다.

치과 치료를 받는다는 것 자체가 얼마나 사람을 긴장시키고 진 빠지게 하는 일인지 새삼 실감했다. 치료 과정을 다 알고 있는 치과의사인 나도 이런데, 환자들은 얼마나 힘이 들까 짐작이 되었다.

다시 한 번 강조하지만 치아 관리에 드는 시간을 전혀 아까워하지 말라는 것이다. 치아 관리를 너무 가볍게 생각하고 간편

함을 위해 전동 칫솔로 대충 빨리빨리 양치질을 하는 건 바람직하지 않다. 촌각을 다투는 일이 아니라면 시간을 들여 정성껏 하루 종일 수고하는 치아를 깔끔하게 관리하기를 바란다.

라미네이트를 하고
입냄새가 나요

라미네이트에 관한 속설이 정말 많다. 직접 시술을 받은 체험담부터 시작하여 수많은 정보가 인터넷과 소셜커뮤니티에 아주 다양하게 퍼져있다. 치과의사 입장에서 보면 옳은 의견도 있고 지나치게 과장된 이야기도 많다.

자기 자신은 라미네이트를 하고 예뻐진 치아를 드러내고 환하게 웃는 사진을 올리면서 아이러니하게 라미네이트 시술 자체를 심하게 비판하는 사람도 있다.

최근에는 '무삭제 라미네이트'라는 이름으로 다양한 라미네이트 시술 방법이 나와 있다.

환자 입장에서는 자신의 예상보다 치아를 많이 삭제하게 되었다는 이유로 라미네이트 시술을 반대하고 비판한다. 하지만 단순히 치아 색상 때문에 시술하는 라미네이트의 경우는 불필요한 치아 삭제를 하지 않고 시술할 수 있다.

그러나 치아 배열이 심하게 불규칙한 경우엔 치아 삭제량이 어쩔 수 없이 많아진다. 물론 치아를 먼저 교정하고 라미네이트를 하면 치아 삭제량을 최소한으로 줄일 수 있다. 하지만 치아 교정을 받을 시간적 여유가 충분하지 않은 환자도 있을 수 있다. 예를 들어 면접을 앞둔 승무원 지망생 등 사람을 많이 대하는 직업을 가진 사람들이다.

나는 라미네이트 시술 자체를 비판하는 사람들을 비난하는 입장은 아니다. 치료 전에 충분히 환자가 납득할 만큼의 충분한 설명을 할 의무가 의료진에게 있다. 또 치료 후에 철저한 사후관리를 해야 할 의무 역시 의료진에게 있다.

라미네이트를 한 환자들이 치아가 망가졌다거나 입냄새가 난다고 하는 데에는 다 이유가 있다. 이런 환자들의 상태를 체크해보면 라미네이트 치아 주변 잇몸이 퉁퉁 붓고 피가 나는 경우가 많다.

라미네이트 한 치아의 주변 잇몸에 염증이 생긴 것이다. 그 래서 어떻게 양치질하셨냐고 물어보면 대답은 거의 한결같다.

'양치질을 너무 세게 하면 라미네이트가 떨어질까 봐 겁나서 이 부분은 잘 닦지 못했어요.'

이런 대답을 들을 때마다 나의 마음은 아주 답답해진다. 라 미네이트 시술 후 분명히 양치질 관리에 대한 설명을 했을 텐데 환자가 기억하지 못하나 하는 생각도 든다. 그도 아니면 자세하 게 설명을 한다고 했지만, 환자에게 와 닿지 않았을 수도 있을 것 이다.

아무튼 이러한 이유로 더더욱 라미네이트를 시술하였다면 정기검진은 필수다. 혹시라도 관리가 안 되어 염증이 발생했을 때 초반에 대처하면 환자가 느끼는 고통도 줄어들기 때문이다. 그러나 현실은 완전히 다르다.

나는 때때로 수많은 라미네이트 환자의 차트를 점검하며 걱정에 사로잡힌다. 라미네이트 시술이 끝나면 대부분의 환자들이 정기검진을 오지 않기 때문이다.

1년에 한 번은 스케일링이 보험 적용을 받아 비용이 꽤 저렴하다. 그런데 대부분의 환자들은 1년에 한 번 스케일링은커녕 잇몸 관리나 검진에 무관심하다.

라미네이트를 했을 때 꼼꼼한 사후 검진이 필요한데 그 과정을 건너뛰고 라미네이트를 하면 치아가 망가진다거나 입냄새가 심해진다는 등의 속설에만 매달리는 것이다.

실제로 라미네이트 시술 후 수년간 스케일링도 안 받고 잇몸 관리나 치료를 받지 않는 환자가 내원했을 때, 라미네이트 한 치아의 상태가 좋지 않은 경우를 많이 봤다.

잇몸 염증이 경미한 경우는 간단히 스케일링이나 잇몸 치료로 해결이 된다. 하지만 잇몸 염증이 라미네이트 한 치아의 뿌리를 타고 내려가 치아 뿌리에 고름 주머니가 달리는 경우도 많다. 이때는 치근단 절제술이나 발치까지 진행된다.

관리가 제대로 이루어지지 않은 라미네이트의 결과는 무시무시하다. 그러므로 라미네이트를 한 치아의 양치질을 아주 꼼꼼하게 하기를 권장한다.

모든 치료는 치료가 반, 관리가 반이다. 그러니 라미네이트를 할지말지 애초에 선택도 신중해야 하지만, 치료 후 관리에도 신경을 써야 한다.

치아에 좋은 약을
추천해주세요

제일 곤란한 질문 중에 하나가 '원장님, 치아에 좋은 약 하나만 추천해 주세요.'이다. 약 하나로 치아 상태가 좋아지면 누가 충치에 시달리고, 임플란트 할 일이 생기겠는가?

하지만 사람들은 늘 한방에 좋아지는 비법을 원한다. 굳이 비법을 말하자면 올바른 양치질 습관이다. 거기에 한 가지 더하자면 먹는 콜라겐의 섭취다. 치아 조직 중 상아질과 뼈를 이루고 있는 주성분이 콜라겐이기 때문이다.

예전에는 칼슘 영양제를 먹어야 한다는 의견도 있어 한 때는 임플란트 환자를 위한 칼슘약이 나온 적도 있었다. 하지만 칼슘이 뼈로만 가지 않고 혈관 벽 내부에도 쌓인다는 학회 발표가 있고부터는 칼슘약 섭취는 권장하지 않고 있다.

치아 상태가 좋지 않은 것을 부모나 유전자 탓으로 돌리는 사람도 있다. 아주 근거가 없는 말은 아니다. 사람이 태어날 때는 충치 균을 갖고 있지 않다. 충치 균은 침을 타고 전염된다.

그래서 어른이 아기에게 먹던 음식을 주거나 입으로 음식을 전해주는 것은 위험하다. 충치 균이 음식에 묻은 침을 통해 아기에게 전해지기 때문이다.

영유아기 때부터 20대 초반까지는 입안에서 충치 균이 활발하게 움직인다. 그래서 이 시기에 타인의 침을 통해 충치 균이 옮는 것을 조심해야 한다. 무심결에 음식을 나누어 먹거나 키스를 하는 등의 행동으로도 충치가 생길 수 있다.

20대 후반부터는 충치보다는 풍치를 조심해야 할 시기다. 입안의 충치 균보다는 풍치 균 즉, 잇몸 질환을 유발하는 세균의 활동이 활발해지기 때문이다.

우리나라 성인 인구 중 2/3가 풍치, 즉 잇몸 질환(치주 질환) 환자다. 그만큼 나이가 들수록 잇몸 관리가 중요하다. 오죽하면 나라에서 스케일링을 건강보험으로 적용했겠는가?

언제나 국민들이 가지고 있는 가장 보편적이고 흔한 병에 건강보험 적용을 하기에 스케일링의 건강보험 적용은 그만큼 많은 사람들이 가지고 있는 질환인 것이다. 그러므로 무조건 일 년에 한 번은 치과에 방문하여 스케일링 받기를 권장한다.

사람마다 얼굴 생김새가 다르듯이 치아나 잇몸의 체질도 다를 수 있다. 그래서 충치나 풍치를 부모와 유전자 탓을 하는 것이 전혀 근거 없다 말할 순 없다. 그러나 이 유전자보다 더 우위에 있는 원인이 있다.

바로 올바른 생활습관이다. 이 생활습관은 모든 걸 포함한다. 화를 잘 내는 사람은 혈압도 높아지고 당뇨에도 잘 걸린다. 만병의 근원이 스트레스라는 말이 있듯 치아 건강에도 스트레스가 제일 나쁘다.

임플란트 환자 중에 유난히 고혈압, 당뇨 환자가 많은 이유다. 치아 주변 잇몸은 말초혈관이 지나가기 때문에, 혈관 순환이 원활하지 못하고 나빠지면 당연히 잇몸이 망가진다.

임플란트 환자 중엔 심장 질환 환자도 많다. 심장 스텐트를 끼고 있거나 심장 약을 먹거나 혈액 순환제를 먹는 경우가 많다. 젊은 30대 시절부터 임플란트 치료가 필요할 정도로 잇몸 건강이 안 좋은 사람들 중에는 고지혈증 약을 먹는 사람들이 상당히 많다.

고지혈증 역시 혈관 내에 기름이 떠다니는 병이니 말초혈관인 잇몸 내 혈액 순환이 원활할 리 없다. 그러므로 전신 건강이 망가지면 치아와 잇몸 건강은 함께 망가진다.

감기에 걸리거나 극도로 피곤하거나 스트레스가 심할 때에 잇몸이나 치아가 욱신거리는 경험을 한 사람이 많을 것이다. 실제로 이때 사람들이 치과에 많이 온다. 안 좋았던 치아나 잇몸이 충치나 풍치에 걸려 치과에 오게 되는 것이다. 그러니 전신 건강 관리를 잘해야 치아가 안 망가진다.

많은 전신 질환은 스트레스가 원인일 때가 많다. 그러니 스

트레스를 잘 다스리고 살아야 한다. 결국 성질 나쁜 사람이 치아
를 빨리 뽑게 되는 것이다.

문제는
잇몸이야

‧‧‧

‘원장님, 치료했던 치아가 아파요.’

‘씌운 치아가 아파요.’

‘임플란트 한 치아가 시려요.’

흔히 환자들이 물어보는 질문들이다. 이때 자세한 치아 검사
를 해보면 문제는 주로 잇몸 관리가 제대로 안 된 경우가 많다.

씌운 치아나 때운 치아는 조심스러워서 잘 안 닦는 경우가
많다. 임플란트 했을 때도 그렇다. 자연 치아와는 달리 임플란트
한 치아는 잇몸 염증이 진행되어도 환자 본인은 별다른 자각증
상을 느끼지 못하는 경우가 많다.

흔히들 '술을 많이 마셔서 그렇다. 담배를 많이 피워서 그렇다.'처럼 자신의 생활습관 탓으로 치아가 망가진 원인을 돌린다. 환자 보호자들은 '우리 남편 술, 담배 좀 줄이라고 말 좀 해줘요.' 하고 자주 부탁을 하기도 한다.

물론 술 자체가 치아나 잇몸에 나쁜 영향을 미친다. 알코올이 몸 안에서 분해될 때에 나오는 유해 물질이 잇몸을 망가뜨리기도 하지만, 술과 함께 안주를 먹고 집에 와서 양치를 안 하고 그냥 잠들어 버리는 습관은 치아 건강에 치명적이라고 할 만큼 좋지 않다.

어릴 적에는 충치를 일으키는 뮤탄스균이 플라그에 숨어들어 당단백질을 먹으며 번식과 배설을 반복하며 충치를 만든다. 하지만 성인이 되면 풍치를 일으키는 진지발리스균이 많아지며 치아와 잇몸 사이의 치주포켓에 서식하면서 잇몸 조직을 구성하는 콜라겐을 분해하는 효소를 분비해 질환을 유발한다.

진지발리스균이 많아지면, 치아와 잇몸 사이의 치주포켓 사이가 벌어지고 피가 나며 잇몸이 쉽게 붓는 치은염이 된다. 이때 치주포켓에 혐기성 미생물 수가 증가한다. 대사 과정에서 심한 독소를 만들어 잇몸 염증과 입냄새를 유발한다.

진지발리스균은 다른 균과 군집을 형성하여 잇몸을 떠받치고 있는 잇몸 뼈, 즉 치조골을 녹아내리게도 한다. 치아를 담고 있는 잇몸 뼈가 녹아내리면 치아는 흔들리기 시작한다. 이를 치주염 또는 풍치라 한다.

물론 처음 미세하게 흔들리는 단계에서는 알아차리지 못하는 사람도 많다. 그러나 왠지 모르게 불편한 치아로 씹다보면 거북해져서 딱딱한 총각무나 질긴 고기 등을 씹을 때엔 불편한 치아로 안 씹게 된다. 한 쪽 치아로 씹기를 피하면 다른 쪽 치아도 서서히 하중을 받는다.

잇몸이 망가지는 요인은 힘과 세균이다. 서서히 과도한 저작압을 받는 다른 치아도 망가지게 된다. 잇몸병 즉 풍치가 무서운 이유가 여기에 있다. 잇몸을 망가뜨리는 대표 세균인 진지발리스균이 다른 세균과 합쳐지며 침을 타고 다른 옆 치아로 번진다. 풍치로 내원하는 환자들의 공통점은 특정 한 치아만 망가지는 경우는 거의 드물다는 것이다.

잇몸 염증은 '산불처럼 번진다.'는 표현을 자주 하는데, 바로 진지발리스균의 활동성과 파괴력이 강하기 때문이다. 치아 주변 치주인대와 잇몸의 혈관은 전신의 혈관과 연결되어 있다. 진지발리스균은 혈관을 타고 우리 몸 전체를 돌아다닌다. 치매환자의 뇌에서도, 자궁에서도 발견이 되어 조산을 유발한다는 학회의 보고가 있다.

진지발리스균이 혈류를 타고 증식되어 일시적인 균혈증을 유발하며, 균혈증이 일어난 사이 혈관 벽을 침투하여 내피세포를 파괴하여 내피세포 장애를 일으킨다. 혈관 벽 속에 있는 내피세포는 순환기 생리를 유지하는 데에 굉장히 중요하다.

내피세포 장애가 발생하면, 동맥경화, 심장마비, 뇌졸중 등의 질병이 유발될 수 있다. 또한 몸의 면역력에 도움이 되는 사이토카인 형성을 억제하기 때문에 전반적인 몸 건강에도 악영향을 미친다.

진지발리스균에 대한 논문은 2000년 이후로 매년 200편 이상의 논문이 발표되어 지금까지 5000편이 넘는 논문이 발표되었다.

필자도 임상에서 임플란트, 잇몸 질환 환자를 대하며 늘 진지발라스균의 피해를 실감한다. 잇몸병이 있는 환자들 대부분이 고혈압, 당뇨, 심장 질환을 만성으로 앓고 있는 환자들이 많기 때문이다.

또 대부분 아스피린 같은 혈액 순환제를 내과에서 처방받아 항상 먹고 있는 환자가 많다. 그러니 전신 질환을 미연에 방지하는 제일 기초는 잇몸 관리에 있는 것이다.

잇몸 질환 초기에는 자각 증상이 거의 없고 요즈음에는 20대, 30대 환자도 많이 생기고 있으니 6개월에 한 번은 치과 검진을 권장한다.

입냄새와 음식,
술, 담배와의 상관관계

....

◆ 입냄새와 음식, 술, 담배가 연관이 있다는 것을 웬
만한 사람들은 눈치 채고 있을 것이다. 하지만 담배와
술을 끊지 못하는 사람들은 이를 애써 부정할 것이다.

물론 입냄새의 원인은 다양하다. 대부분 유황을 함유한 물질
로부터 유래된다. 유황은 아미노산이 분해되어 생기는 것이다.
이때 발생하는 아미노산은 음식물 찌꺼기가 남아있거나 구강 내
세균 또는 세포들이 떨어져 나가서 만들어진다.

건강한 사람도 내뱉는 입김에 약간의 입냄새는 난다. 하지만
타인에게 불쾌감을 주는 고약한 입냄새도 있다. 입안과 전신 건

강에 문제가 있을 때는 입냄새가 병적으로 심해진다.

입냄새의 원인은 약 85%가 입안에 있다. 잇몸에 염증이 있으면 치아와 잇몸 사이 포켓에서부터 고약한 입냄새가 난다. 충치가 있으면 충치 부위에 음식물 찌꺼기가 끼고 그 찌꺼기가 분해하면서 냄새가 난다. 게다가 이 음식물이 마늘, 파, 양파 같은 입냄새 유발자라면 입냄새는 더욱 심해진다.

채식주의자보다는 육식을 즐기는 사람들의 입냄새가 더 심하다. 커피 역시 입냄새를 심하게 만든다. 아메리카노보다는 카페라테가 입냄새를 더 심하게 만든다. 카페라테에 들어가는 우유처럼 단백질이 다량 함유된 음식은 입냄새를 더욱 악화시킨다. 그러므로 식사 후에 입이 텁텁하다면 커피 대신 섬유질이 많은 채소나 과일을 먹는 것이 좋다.

물론 식후 3분 이내로 양치질하는 것이 가장 좋기는 하다. 하지만 외출했을 때 식당이나 카페에서 바로 양치를 못하는 경우도 많다. 그럴 때는 채소나 과일을 먹은 후에 물로 입가심을 하는 것이 좋다. 앞서 말한 아미노산이 분해되어 입안에 남아있는 것을 채소나 과일을 먹음으로써 입안을 청소하는 작용을 하기 때문이다.

흡연을 하면 침 분비가 급격히 줄어들어 입안이 건조해진다. 젊은 사람은 딱히 못 느낄 수도 있지만 나이 들어서도 담배를 끊지 못한다면 입냄새는 그야말로 최악이 된다.

나이가 들면 침샘이 퇴화하기 때문에 침 분비가 줄어든다. 만일 나이가 들었는데 담배까지 핀다면 침 분비는 더 줄어들게 된다. 그러므로 입안 건조함을 유발하는 담배는 빨리 끊는 것이 좋다.

앞에서 음식물 찌꺼기가 남아 생긴 아미노산이 분해된 유황 함유 물질 때문에 입냄새가 나는 것이라고 말했다. 그렇다면 음식을 안 먹으면 입냄새가 사라질까? 이미 우리는 경험으로 알고 있다. 음식을 먹지 않는 무리한 다이어트를 해도 입냄새는 심하게 난다. 과도하게 식사량을 줄이면 체내 에너지원인 포도당 대신 지방을 분해한다. 이때 케톤체라는 화학물질이 호흡을 통해 배출되어 냄새를 유발한다.

아침식사를 굶었을 때도 입냄새가 심하게 난다. 밤 사이 수면을 취하는 동안 누구나 침 분비가 줄어들어 건조해진 입안에서 입냄새가 심하게 난다. 침은 세균 증식을 막는 역할을 하기 때문이다.

혀 안쪽에 사는 혐기성 세균이 잠자는 사이 더 활발하게 활동을 하여 지독한 입냄새를 유발한다. 혐기성 세균이란 산소가 없는 곳에서 더 잘 자라는 세균이다.

잠을 자다보면 입을 다물기 때문에 당연히 이 혐기성 세균이 많아진다. 그래서 아침에 일어나서 양치를 할 때 반드시 혀를 닦아준다.

그런데 미처 칫솔이 닿지 못하는 혀 안쪽 깊숙한 부분의 혐기성 세균을 닦아주는 것은 음식이다. 그래서 아침에 양치질을 깨끗이 한 후에 과일이나 채소 같은 자정작용, 즉 입안을 깨끗이 닦아주는 음식을 먹는 것이 좋다. 혀 안쪽 깊숙한 곳의 혐기성 세균이 닦여나가기 때문이다. 물이나 커피를 마시는 것보다는 과일이나 채소로 닦는 자정작용의 청소 효과가 훨씬 더 크다.

만일 전날 밤에 고기를 먹으며 마늘과 양파를 먹고 잔다면 그 다음날 아침 입냄새는 말로 안 해도 될 만큼 심하다. 앞서 말한 단백질이 많이 함유된 음식은 입냄새를 유발하기 때문이다.

물론 고기를 먹고 양치를 잘했겠지만 단백질이 분해되어 아미노산이 남아있게 된다. 아무리 잘 닦아도 치아와 잇몸 사이 포켓, 혀 안쪽 목구멍 깊숙한 곳에 남아있는 것이다.

이 아미노산은 밤새 분해되어 유황 성분을 입안에 남겨 지독한 입냄새가 난다. 그런 상태에서 아침에 일어나 과일과 채소 대신 카페라테를 먹는다고 가정해보자. 입안에 남아 있던 유황 물질에 카페라테 속 우유의 단백질이 또 들어가서 엎친 데 덮친 격이 된다. 아마 비슷한 생활 패턴을 가진 사람이 꽤 많을 것이다. 전날 고기와 술을 함께 먹고 담배까지 피웠다면 정말 최악이다.

입냄새를 나지 않게 하는 생활습관을 간략하게 정리해보면 다음과 같다.

1 물 자주 마시기

침 분비가 나이 듦과 담배 피는 습관으로 인해 줄어들었을 경우 물을 자주 마셔서 입안 건조를 해소하는 것이 좋다.

2 술, 담배 끊기

이미 술, 담배가 입냄새에 미치는 이유는 앞에서 계속 설명하였다. 술은 알코올이 분해될 때 발생하는 유해 물질이 입냄새를 유발한다. 담배는 말할 것도 없다.

3 식사 후 3분 이내로 양치질 바로바로 하기

4 식사 후 3분 이내로 양치질이 불가능하다면 입안을 물로 헹군 후 과일 또는 채소 먹기

5 잇몸병 또는 충치가 없는지 치과 검진으로 확인하고 치료받기

6 1년에 한 번 스케일링 받기

7 무리한 다이어트 금지

8 혀 닦기

혀 표면에 생기는 백색의 '설태'는 입냄새 유발요인 중 큰 비중을 차지한다. 특히 혀 안쪽인 목구멍 쪽의 혐기성 세균은 지독한 입냄새를 유발한다.

9 아침식사 거르지 않기

혀 안쪽의 양치질로는 미처 안 닦이는 부분의 세균은 채소와 과일을 먹어 닦여나가게 한다.

10 전신 건강 체크하기

입냄새의 85%는 입안에 있다. 나머지 15%의 원인은 다양하다. 앞서 언급한 9가지를 다 지켜도 입냄새가 지독하다면 내과나 이비인후과에 가서 그 원인을 찾아야 한다.

입냄새의 원인을 알고 모두 상쾌한 인생을 살기 바란다.

충치 치료보다
중요한 구강 관리

◆　　입안에 충치가 있으면 당연히 입냄새가 난다. 그런데 충치가 없어도 입냄새가 날 수 있다. 앞에서 말한 음식, 술, 담배 때문이다. 여기에 충치까지 있어 그 부위에 음식물이 낀다면 영원히 빠지지 않게 된다. 치과에서 치료를 받기 전까지 말이다.

한여름 날씨가 36.5도라고 상상해보자. 게다가 비까지 계속오는 곳에 음식물이 고여 있다고 생각해보자. 그 고여 있는 음식물이 1년, 2년 길게는 10년까지 간다면 어떻게 될까?

우리의 입안은 36.5도의 축축한 환경이다. 게다가 충치가 오래되어 만성이 되면 심하게 아픈 단계를 지나 치과에 가지 않아도 참을만해 진다. 그래서 충치 치료를 미루게 된다. 많은 사람들이 충치를 치료하지 않으면서 입냄새가 왜 나는지 의아해 한다. 당연한 결과인데 말이다.

사람의 입안을 음식물 쓰레기통에 비유하는 건 참으로 미안한 일이다. 하지만 입안의 충치 부위에 음식물 찌꺼기와 세균이 잔뜩 모여 있는 상황을 자주 목격하다 보니 이러한 비유를 안 할 수 없다. 굉장히 걱정스럽기 때문이다.

충치 균은 침을 타고 퍼지기 때문에 혼자 썩고 말 문제가 아니다. 한 치아에 충치가 생겨 그 부위에 음식물과 세균이 보이면 그 세균은 침을 타고 옆 치아로 퍼진다. 그러면 다른 치아도 썩게 된다.

어디 다른 치아뿐인가? 소중한 가족과 식사라도 하게 되면, 내 입안의 충치 균은 가족에게로 옮겨간다. 찌개나 음식을 먹기 위해 하나의 그릇에 숟가락이나 젓가락이 담가질 때에 충치 균이 이동한다.

할머니가 손주를 돌보며 음식 맛을 본 숟가락으로 다시 손주에게 먹이면, 할머니 입안의 오래된 충치 균이 손주에게 옮아간다.

원래 아이는 태어나는 순간 입안에 충치 균이 하나도 없다. 아이가 태어나면 치아가 없기 때문이다. 치아가 없으면 충치 균도 없다.

어른들이 아이에게 충치 균을 옮기지 않는다면 아이는 평생 충치에 걸리지 않을 것이다. 그래서 아이에게 음식을 식혀준다고 호호 불거나 본인 입으로 식혀 먹이는 것은 절대 금지다. 또 아이 입에 뽀뽀하거나 부모님이 사용하던 수저로 아이에게 음식을 주면 안 된다.

특히 아기의 유치가 처음 나서 자리를 잡는 기간인 1.5세에서 2.5세 사이엔 특히 주의해야 한다. 이때가 충치 균에 대해 가장 민감도가 높은 시기이기 때문이다. 이후 유치가 완성된 3세 전후에는 이미 아이 입안의 미생물 생태계가 확립되어 충치 균이 들어와도 자리 잡기가 쉽지 않다.

치과에서 흔히 보는 장면이 있다. 아이의 충치 치료는 열심히 하지만, 막상 부모의 입안을 들여다보면 충치와 잇몸 염증 투성일 때가 많다. 본인 입안은 세균이 가득하면서 아이만 치료를 시킨다. 물론 경제적인 이유가 있을 수도 있다.

하지만 장기적인 관점에서 보면 부모도 충치나 잇몸병 치료를 받아야 한다. 그렇지 않으면 영원히 아이와 같은 그릇의 찌개를 수저로 떠먹으면 안 된다. 뽀뽀도 영원히 금지다.

많은 부모들이 양치질 방법을 제대로 모른다. 치과에서 미세모 또는 스파이럴모 칫솔로 회전법을 이용하여 양치하는 방법을 가르쳐 주지만, 대부분의 어른들은 오랫동안 올바르지 않은 방법으로 대충 양치하는 습관을 가지고 있다는 사실이다.

제대로 된 양치질을 할 줄 모르니 아이에게 제대로 된 양치질 방법을 가르쳐 줄 수가 없다. 또 본인은 저녁식사 후 양치질을 하지도 않으면서 아이에게는 양치질 똑바로 하라고 이야기한다.

아이는 부모의 거울이다. 부모부터 올바른 양치질 습관, 1년에 한 번 스케일링 받는 습관을 가져야 아이에게 올바른 구강 관리 습관을 알려줄 수 있다.

치실을 쓰는 습관도 마찬가지다. 치과에서 환자들과 이야기를 하다 보면 치실을 쓰는 사람보다 쓰지 않는 사람이 훨씬 많다는 사실을 알게 된다. 치실을 쓰지 않는 부모가 자식에게 치실 쓰는 습관을 심어주기는 어렵다.

치실 사용은 치아 옆면에 생기는 충치 발생을 가장 효과적으로 막아준다. 치아 옆면 충치 발생을 예방하는 것은 아주 중요하다. 치아의 씹는 면보다 옆면과 뿌리에 생기는 충치가 훨씬 위험하기 때문이다. 이곳의 충치는 발치의 원인이 된다.

치아 씹는 면의 충치는 긁어내고 때우는 치료로 해결될 때가 많다. 하지만 치아 옆면의 충치는 때우는 걸로는 해결이 안 되고 크라운을 씌워야 할 때가 많다. 일이 커지는 것이다.

치아 뿌리의 충치는 더 위험하다. 잇몸 아래쪽까지 충치가 퍼져 씌우는 걸로도 안 되고 뽑는 경우도 다수 발생한다. 이러한 비극을 막을 수 있는 유일한 방법이 치실 사용이다. 치실 사용은 충치뿐 아니라 잇몸 염증도 막아준다.

치실을 사용해야만 치아와 잇몸 사이의 포켓 속 제거가 힘든 음식물 찌꺼기와 혐기성 세균을 깨끗이 닦아낼 수 있다. 치실 사용 후 냄새를 맡아보면 엄청 지독한 냄새가 나기도 한다. 이는 치실을 사용해본 사람이라면 누구나 공감할 수 있다. 그만큼 지독한 악취를 풍기는 혐기성 세균이 치아와 잇몸 사이의 깊숙한 포켓에서 자라고 있는 것이다.

사람의 입안에는 1억에서 10억 마리 사이의 세균이 있다. 하지만 관리가 잘된 사람의 입안에는 1억 마리의 세균이 있을 것이다. 하지만 입냄새가 많이 나는 충치나 풍치가 있는 사람의 입안에는 10억 마리의 세균이 있을 것이다.

당신의 입안에는 몇 억 마리의 세균이 있을까? 10억 마리의 세균이면 지하철 화장실 변기에 있는 세균 수보다 더 많은 숫자이다. 당장 칫솔과 치실을 들고 양치하러 가고 싶지 않은가? 나의 입안 세균이 줄어야 배우자나 사랑하는 자녀와 뽀뽀도 할 수 있을 것이다. 나쁜 세균이 10억 마리나 입안에 가득한데, 가족과 음식을 나누어 먹거나 온 가족이 함께 먹을 음식의 간을 본다는 게 말이 되는가?

구강 관리는 정말로 중요한 일이다. 구강 관리를 소홀히 해서 나는 지독한 입냄새는 더욱 문제다. 나이가 들수록 침샘 분비가 줄면서 입냄새가 많이 나게 된다. 거기다가 잇몸에 염증이 있거나 치아 뿌리 쪽에 충치라도 생기게 되면 그 곳의 혐기성 세균이 뿜어내는 입냄새는 실로 어마어마하다. 그러니 가정의 행복을 위해서라도 양치질과 치실 사용 습관을 생활화해야 된다.

나의 환자들 중에는 하루 두 번 양치하면 되는 것이 아니냐고 아무렇지 않게 이야기하기도 한다. 그럴 때마다 되묻는다. '하루 두 번만 음식을 드시나요?' 아마도 하루 세끼 식사와 중간 중간 간식이나 음료도 먹고 마실 것이다. 무언가 먹고 마실 때마다 혀 안쪽 깊숙이, 또는 치아와 잇몸 사이 치주포켓 깊숙이 자리한 혐기성 세균이 그 음식을 받아먹고 유해 물질을 뿜을 것이다.

당연히 구취는 심해지고 입안은 지하철 화장실 변기 세균 수보다 많은 10억 마리의 세균이 나의 건강까지 망가뜨릴 것이다. 그 세균들은 내 입안에만 있지 않고 연인이나 가족에게 옮길 것이다.

뿐만 아니라 모세혈관을 타고 전신의 혈액으로도 퍼질 것이다. 실제로 치주포켓 속의 진지발리스균은 조산하는 산모의 자궁

속에서도 발견이 되기도 한다. 또 췌장암 환자의 암 조직 속에서도 발견이 되고 치매 환자의 뇌 조직에서도 발견이 된다.

눈에도 보이지 않는 이 작은 세균이 우리의 건강을 망가뜨리는 것이다. 나의 입안뿐만 아니라 가족의 입속과 전신 건강에도 영향을 미친다. 나의 입속 세균 때문에 나의 가족이 치매에 걸릴 수도, 암에 걸릴 수도, 조산할 수도 있는 것이다.

너무 큰 과장이라고 생각할 수도 있겠지만, 싸움판의 큰 황소는 상대편 황소 때문에 죽는 일은 없다고 한다. 대신 작은 모기에 물려서 죽는 일이 더 많다고 한다.

충치 균도 마찬가지다. 일상 속 양치질과 치실 습관을 소홀히 한 결과가 가족의 목숨까지도 위협할 수 있는 것이다. 우리 옛말에 이런 속담이 있다. '치아는 오복 중의 하나다.' 치아 건강을 지키는 것이 나와 내 가족의 건강까지 지키는 가장 중요한 일이다.

스케일링은
무조건 1년에 한 번

스케일링 하기 싫어서 평생을 피해 다니다가 치아 발치 후에 임플란트 치료를 받은 분이 계시다. 바로 우리 어머니시다.

필자는 강남에서만 20년차 치과병원을 운영중이다. 그동안 수많은 환자들의 잇몸을 돌보며 살아 왔지만 정작 어머니의 치아 관리는 제대로 못했다. 아니 정확히 말하자면 나의 어머니께서 거부하셨다. 절대 스케일링은 받지 않겠다던 엄마의 고집을 꺾지 못했다.

엄마는 스케일링을 하면 치아를 깎을 것 같고, 스케일링을 받고 나서도 이가 시리니까 절대 받지 않겠다는 주장을 펼치셨다. 그래서 치과에 오실 때마다 본인의 깔끔한 성격처럼 스스로 알아서 양치 잘 하고 잘 관리하고 있으니 전혀 신경을 쓰지 말라셨다.

나의 어머니는 올해로 77세시다. 정확히는 71세가 되던 해인 2015년에 첫 임플란트 수술을 하셨다. 그리고 두 번째 임플란트 수술은 76세가 되던 2019년에 했다. 건강과 자기 관리로는 둘째 가라면 서러워하시는 분이라 어머니의 충격은 크셨다.

사실 이런 일은 나의 어머니에게만 일어나는 일은 아니다. 대한민국 모든 어머님, 아버님에게 일어나는 일이다. 신기하게도 미국에 사는 나의 친구들은 3, 4개월 혹은 6개월마다 꼬박꼬박 치과에 방문하여 스케일링 받는 걸 아주 당연하게 여긴다.

이런 생각의 차이는 무엇일까? 바로 예방이 당연하다는 생각과 무조건 피하고 보자는 생각의 차이다. 우리나라 사람들은 치과를 대할 때 '피할 수 있으면 피하라.'고 생각한다. 아마도 어릴 때의 트라우마 때문이 아닐까 싶다. 이런 면은 중국에서 온 환자들도 마찬가지다. 그래도 현재는 소아치과가 따로 구분되어있어

미래의 세대들은 치과라고 막연히 피할 것 같지는 않다.

하지만 예전의 치과는 소아치과가 따로 구분된 경우가 드물었다. 그야말로 울고불고 하는 어린아이들을 억지로 치과 의자에 묶어놓고 진료를 하는 일이 많았다. 필자가 대학생이던 시절에도 종종 보던 모습이다.

아무리 5~6세 때의 치과 진료라 하지만 그때 강제로 치료를 받던 치과에서의 기억은 당해본 사람은 끔찍한 기억으로 남아있을 것이다. 치과에 대한 어릴 적 트라우마는 결국 어른이 되어서도 치과를 몸서리 치면서 가기 싫은 곳으로 만든다는 것이다.

그래서 사람들은 1년에 한 번, 건강보험이 적용되는 스케일링도 받으러 오지 않고 꺼린다. 처음 치과를 개업했을 때만 해도 치과 스케일링은 건강보험이 적용되지 않아 큰 비용이 들었지만, 지금은 저렴한 비용으로 치료를 받을 수 있다.

가격 부담은 내려갔지만, 그럼에도 여전히 환자들은 치과 방문을 내켜하지 않는다. 결국 비용의 문제가 아니라 치과에 대한 두려움이 앞서기 때문이다.

치과에 대한 공포는 어린 시절 치료에 대한 트라우마가 있는 사람이 아니라도 공포를 느낀다. 무서운 치과 진료를 경험한 친구들의 생생한 치과 진료 경험담을 들으며 그 아픔에 대한 상상을 키워왔기 때문이다.

게다가 어른들이 아이를 혼낼 때 주로 '치과에 가면 되게 많이 아플 거야.', '말 안 들으면 치과에 데려가서 혼내준다.', '내일 치과 가서 충치 치료하면 무지 많이 아플 거야.'라는 이야기들을 들으며 성장하다 보니 치과는 자꾸만 피하고 싶은 존재가 되어 버렸다.

이런 경우도 있다. 어쩌다 용기를 내어 어찌어찌 하여 치과에서 스케일링을 한 번 받아본 사람이 느낀 공포다. 평소에 치아와 잇몸 사이를 꼼꼼하게 닦지 않는 사람이라면 더욱 처음 겪어보는 치과 스케일링의 느낌은 끔찍할 수밖에 없다.

양치질이라는 게 평생 가는 습관이다. 그러다 보니 한 번 닦지 않는 부위는 칫솔이 평생 한 번도 안 지나갈 수도 있다. 그런 부위는 당연히 치아가 썩거나 잇몸에 염증이 날 수 있다. 한번 잇몸에 염증이 나면 컨디션이 안 좋을 때마다 잇몸이 붓고 피가 난다.

이러한 일이 계속 반복되면 치아 잇몸이 내려가 치아 뿌리가 노출되기도 한다. 이런 노출된 치아 뿌리 부분에 스케일링을 받게 되면 유독 시리다고 느낀다. 한 번 이 시림을 느끼면 다시는 치과 스케일링을 받고 싶지 않다고 생각한다.

결국 이러한 악순환이 반복되는 것이다. 그래서 평소 양치질이 제대로 안 되는 사람들은 스케일링을 피한다. 가뜩이나 잘못된 양치질로 잇몸에 염증이 있는데, 스케일링도 받지 않으니 잇몸과 치아의 상태는 더욱 악화되어 간다. 바로 우리나라의 50대 이상 성인들이 임플란트 치료를 받는 비율이 전 세계에서 압도적으로 많은 이유다.

우리나라는 덴탈 아이큐가 낮아 임플란트 환자가 많다. 덴탈 아이큐란 치과 치료에 대한 예방적인 지식의 정도다. 덴탈 아이큐가 낮다고 표현을 하면 필자를 비난하고 공격할 수도 있다. 하지만 1년에 한 번 건강검진을 받는 사람은 많지만, 그 수만큼 1년에 한 번 치과 검진을 받거나 스케일링을 받는 사람은 많지 않다.

1년에 한 번 치과에서 검진을 받고 스케일링을 하는 것만으로도 많은 재앙을 막을 수 있다. 양치질은 습관이므로 습관적으로 계속 닦이지 않는 부분이 있다는 것을 치과의사들이 검진할 때 알려준다. 치아 사이가 썩거나 잇몸에 염증이 생기는 초기 단계의 충치나 풍치를 막을 수 있는 방법도 알려준다.

스케일링을 하는 과정에서 피가 많이 나고 시리다면 잇몸 염증의 적신호다. 우리나라 성인의 3분의 2가 풍치(잇몸 질환) 환자다. 성인의 경우 30대에서 40대의 나이를 지나면서 잇몸 질환이 서서히 깊어져서 50대에서 60대가 되면 풍치로 인한 발치 환자가 많다.

우리나라의 경우 임플란트 비용이 다른 선진국에 비해 저렴한 편이다. 게다가 우리나라 치과의사의 실력은 전 세계에서 1등으로 꼽힐 만큼 최고다. 너무나 많은 임플란트 환자들 때문이다. 의사는 수술 경험이 중요한데, 우리나라의 임플란트 수술 건수는 세계에서 손에 꼽힐 만큼 많다.

나 역시 우리나라에서 가장 많은 임플란트 수술을 한 치과의사지만 수술을 하면서 가장 많이 느낀 감정은 안타까움이다. 조금이라도 치아 상태가 좋을 때, 1년에 한 번씩 정기적인 스케일링을 받았다면 지금 임플란트 수술을 위해 입을 벌리고 있지는 않았을 것이다.

나의 어머니도 갑작스레 찾아온 통증으로 발치와 임플란트 치료를 받게 되었다. 비록 연세가 있는 어르신뿐만 아니라 젊은 세대의 사람들도 이전 부모님 세대의 오래된 습관이 배어 치과를 잘 찾지 않는다.

옛말에 '호미로 막을 일을 가래로 막는다.'는 말이 있다. 1년에 한 번 하는 스케일링은 발치를 막아준다. 그러니 제발 피하지 말고 스케일링 받기를 간절히 당부하고 싶다.

실력 있는 의사의 조건

의사와 환자와의 원활한 소통과 서로에게 좋은 감정을 갖는 일이 얼마나 중요한가에 대해서는 치과의사로 오랜 기간 지내면서 뼈저리게 깨달았다. 사람이 아플 때는 이성보다 감성이 먼저 움직이기 때문이다.

물론 의사가 진료를 정확하게 잘해야 함은 기본 중에 기본이다. 그러나 치과 치료의 특성상 28개나 되는 치아와 입안에서 벌어지는 많은 일들에 관해 설명할 때 환자와 소통하는 것이 쉬운 일은 아니다.

선천적인 청각장애를 갖고 있는 환자의 진료를 진행한 적이 있다. 외국에서 오신 이 환자는 거의 모든 치아에 라미네이트와 크라운을 진행해야 했다. 이런 복잡한 치료를 진행하는데도 단 한 번의 잡음 없이 치료가 깔끔하게 끝났다.

이때 환자를 치료하면서 절실하게 깨달은 것이 있었다. 인간은 언어를 통한 소통보다 더 강력한 것이 있는데, 바로 비언어적인 소통이라는 것이다.

진료를 받으러 오시기 전에 이 환자는 우리 치과 진료에 대해 충분히 알아보고 선택을 하셨다. 그렇게 내원하신 환자를 나와 나의 직원들은 진심어린 눈빛으로 맞이했다. 그리고 앞으로 진행할 진료에 대해 충분한 사진 자료를 보여드리고 설명했다. 물론 그 분은 들을 수도 말할 수도 없기에 모든 내용은 문자로 전달했다.

하지만 그보다 더 강력한 의사소통이 있었다. 그것은 충분한 아이컨택과 비언어적인 소통이었다.

그 분은 문자와 사진으로 진료 내용을 확인했지만, 환자를 위하고 염려하는 나의 눈빛과 몸짓에 충분히 신뢰감을 가졌다고 했다.

　언어보다 더 강력한 비언어적인 소통이 큰 힘을 발휘한 것이다. 한 공간 안에 있으면 사람이 사람을 위하는 마음은 어떠한 언어보다도 더 강력하게 피부로 느껴진다.

　아무리 청산유수로 말을 하고 진료에 대한 설명이 명확하게 이루어져도 사람이 사람을 진정으로 위하는 마음을 가득 담아 대하는 느낌이 빠지면 안 된다. 의사와 환자 간의 소통 역시 인간 대 인간으로 진심과 사랑을 가득 담지 않으면 말은 힘을 잃는다.

　진료를 진행하는 약 2주 동안 내내 기억에 남는 것은 끊임없이 나의 눈을 마주치고 나의 마음을 확인하는 환자의 눈빛이었다.

그 분의 치료 과정 사진은 자료로 남겨두어 지금도 가끔 꺼내본다. 워낙 드라마틱한 치료 과정을 담은 큰 치료였지만, 그 자료보다도 더 생생하게 기억에 남는 것은 치료 기간 내내 이루어진 비언어적인 소통에 대한 것이었다.

이제 치과의사로서 20년을 넘어 30년을 향해 간다. 환자와 의사 사이에서 중요한 것은 경력이 쌓이면 쌓일수록 환자와의 관계 형성이 중요하다는 것을 절실하게 깨닫는다. 치과에 내원하기까지 겪는 환자의 수많은 염려와 근심을 충분히 이해하고 그들의 마음까지 끌어안아야 한다.

그런 면에서 치과 치료와 정신과 상담은 상당히 유사한 점이 있다. 관계가 잘 형성되지 않은 상태에서는 어떠한 이야기라도 튕겨나가기 마련이다. 그러므로 환자의 마음을 충분히 헤아리고 환자 입장에서 진료와 상담을 진행해야 한다.

실력 있는 의사는 최고다. 하지만 그보다 더 좋은 건 환자의
마음까지 알아주고 보듬는 의사가 더 최고다. 정말 좋은 의사는
영리만을 쫓지 않고 철저하게 환자의 편이 되어야 한다. 나도 그
런 의사가 되기 위해 오늘도 최선을 다한다.

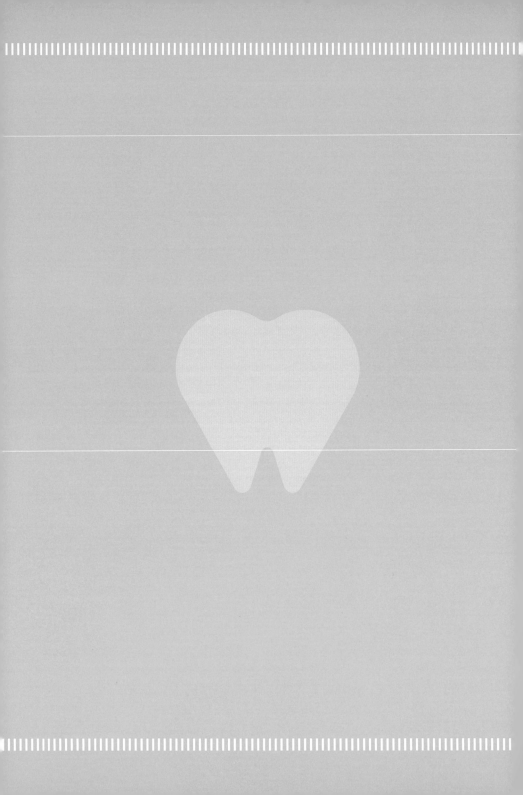

PART 2

임플란트의
비밀

임플란트
평생 안 하고 사는 방법

요즘 코로나 바이러스 감염증-19 때문에 난리다. 아침 출근길에 '이런 시국에 치과에 오는 환자는 별로 없을 거야.'하는 생각을 하며 병원에 들어섰다.

그런데 웬걸... 어김없이 대기실에는 어르신 환자들이 앉아 계신다. 밤새 치아가 아프셨거나 며칠째 치통으로 고생하신 얼굴들이시다. 요즘 같은 때에 젊은 사람들도 병원 가는 걸 꺼리는데, 저 어르신들은 얼마나 치아가 불편하고 아프셨으면 이 시국에 치과에 오셨을까 하는 생각이 든다.

물론 코로나 바이러스 감염증-19는 연령에 상관없이 걸리는 병이라고들 하지만, 웬만한 미세먼지 주의보에도 어르신들은 외출을 꺼리기 마련이다. 하지만 치통에는 아무도 당해내질 못한다. 오죽하면 오복 중에 하나가 치아 건강이라고 할까?

요즘 치과를 방문하는 어르신 환자들은 진짜 심각한 상황에 처한 치주 질환(잇몸병) 환자들이기에 대부분 발치, 뼈 이식, 임플란트 수술로 이어진다.

사람들은 신종 코로나 바이러스 질환이 기침으로 나오는 침방울을 통해 감염되기에 상대적으로 치과의사는 한가할 거라 생각할 수도 있다. 하지만 올해로 개원 20년차다 보니, 오래 다니시는 어르신 환자들이 많다.

사람의 치아는 사랑니를 제외하고도 28개나 되기에 몇 개의 치아를 치료하거나 임플란트 수술을 하고 나서도 몇 년 지나면 다른 치아가 탈이 난다. 그래서 한 번 치과 환자가 되면 거의 평생 환자가 되는 것이다.

그런 분들을 매일 보면서 살아온 나로서는 참으로 안쓰러운 경우가 많다. 특히 요즘 같은 시기에도 외출을 하고 치과를 찾을 수밖에 없는 어르신들을 보면 더욱 안타깝다.

대기실에서나 수술실에서나 그분들의 표정은 한결 같다. 어딘가 불편하고 불쾌한 듯 좋지 않는 표정들이다. 그렇게 앉아 계시다가 '안녕하세요? 오랜만에 오셨네요. 새해 복 많이 받으세요.'라고 인사를 건네면 깜짝 놀라신다. 그제야 찡그렸던 얼굴을 펴시며, '아휴~~ 우리 원장님도 잘 지내셨죠? 새해 복 많이 받으세요.'라고 맞장구를 쳐주신다.

예전의 나는 치과 의자에서 고개를 숙이고 기분 나쁜 표정으로 환자가 앉아있으면 '왜 나한테 화가 나있지?' 하고 오해를 한 적이 있다. 그러나 개원 20년차가 된 지금은 환자가 화가 나 있는 게 아니고 공포에 떨고 있다는 걸 알게 되었다.

참을 수 없을 만큼 아파서 방문한 치과지만, 앞으로 닥칠 치과 치료에 대해 겁을 먹고 있는 것이다. 특히 우리 치과에는 먼 곳에서 방문하는 환자들이 많은 편이라 치과에 오는 시간동안 얼마나 걱정과 공포에 사로잡혔을까 그 마음이 충분히 이해가 간다.

6개월 혹은 1년에 한 번 치과 검진을 정기적으로 받는 습관만 가져도 상황이 그렇게까지 악화되지는 않을 것이다. 흔히들 1년에 한 번 정기적인 건강검진을 받는 것은 당연한 상식으로 여긴다. 하지만 치과의 정기검진은 상식으로 여기지 않는다.

물론 입을 벌리고 치과 의자에 눕는다는 상상만으로도 치과에 오기 싫은 그 마음은 충분히 이해된다. 그러나 정기검진을 소홀히 하면 결국 임플란트를 하게 된다. 예를 들면 치아 씹는 면의 충치는 환자 본인도 쉽게 확인할 수 있다.

하지만 치아 옆면이나 뿌리 쪽에 생긴 충치는 스스로 발견하기 어렵다. 게다가 치아 옆면이나 뿌리 쪽의 충치는 자각증상도 별로 없어서 경험이 적은 치과의사도 발견하기 어려운 경우가 많다. 그냥 왠지 그쪽에 음식물이 잘 낀다거나 그쪽으로 음식 씹기가 거북하다 정도다. 치과 정기검진을 오지 않는다면 그리고 정기적인 스케일링을 받지 않는다면 그 부위의 충치는 몇 년 동안 계속 진행되어 발치를 하게 되는 원인이 된다.

임플란트를 하는 또 다른 원인은 치주 질환(잇몸병)이다. 이 치주 질환이야말로 소리 없이 찾아오는 무서운 질병이다. 환자

스스로도 별다른 느낌 없이 몇 년씩 그냥 지내기도 한다. 조금 민감한 사람들은 그 부위의 잇몸이 붓고 냄새가 나며 피가 나서 신경이 쓰일 수도 있다.

하지만 대부분의 사람들은 '이가 썩은 건 아니니까 괜찮아.' 하며 안심하고 그냥 지낸다. 그렇게 20대, 30대 시절을 지내다가 40대, 50대가 되면 급하게 치과를 찾아오신다. 그때는 이미 때가 늦어 치아를 살릴 수 있는 방법이 거의 없다. 이미 치아 주변 잇몸에 염증이 퍼져 있고 치조골 파괴가 심해서 치아가 많이 흔들린다. 많은 환자들이 치아가 1mm이상 흔들릴 때가 되어서야 '아, 이거 큰일 났구나.'하며 부랴부랴 치과를 찾는다.

다시 한 번 강조하지만 정기적인 치과 검진과 스케일링은 필수다. 비용도 비용이지만 건강을 생각하면 반드시 정기검진과 스케일링을 하기 바란다.

이가 시리다는 이유로 나의 어머니도 꽤 오랫동안 스케일링을 받지 않으셨다. 나는 치석은 세균 덩어리이니 반드시 제거해야 된다고 강조하며 스케일링을 열심히 권유해드렸지만, 절대 스케일링을 받지 않으시겠다던 나의 어머니는 결국 70세가 되던 해에 하나 둘씩 임플란트 치료를 시작하게 되셨다.

스케일링에 관한 것만 빼고는 굉장히 결벽증에 가까울 만큼 깔끔하신 나의 어머니지만, 딸이 치과의사인데도 평생 스케일링을 안 받겠다고 버티신 것이다.

치과의사의 어머니가 이 정도이니 다른 환자들은 어느 정도일까 생각한다. 외국에 비해 우리나라에 유난히 임플란트 환자가 많은 이유는 바로 이런 관리 소홀에 있다.

임플란트 환자가 많으니 치과의사의 임플란트 수술 수준도 전 세계에서 최고 수준이다. 한국에서 임플란트 학회를 하면 전 세계 치과의사들이 공부하러 몰려든다. 학술적으로 자랑스러운 일이지만 우리나라 국민의 치아 건강을 생각하면 무척이나 슬픈 일이다.

개인적으로 더 이상 임플란트 환자가 생기지 않았으면 한다. 무조건 6개월에 한 번 치과 검진, 1년에 한 번 스케일링을 기억한다면 임플란트 환자의 비율이 조금은 낮아지지 않을까?

임플란트 재수술을 하게 되는 진짜 이유

　　　　◆　　　몇 해 전에 치과의사가 환자와의 다툼 때문에 스트레스를 받아 자살한 일이 있었다. 요즘엔 치과가 불경기라 치과의사들이 스트레스를 많이 받지만, 몇 해 전까지만 해도 환자와 발생하는 다툼으로 치과의사들의 스트레스가 말이 아니었다.

　　개원 후 지금까지 임플란트 환자가 99%였던 필자로서는 이런 모든 상황이 100% 이해가 된다. 지금은 임플란트뿐만 아니라 진료 영역을 넓혀 라미네이트, 미백, 치아 교정 환자도 진료를 보고 있다. 하지만 2005년~2014년까지 거의 10년의 세월 동안 오로지 임플란트 환자만 보았다. 일부러 의도한 건 아니었지만 당시 우리나라에 임플란트 붐이 일어 대중화되기 시작할 때였고 방송 출연도 많이 하다 보니 그렇게 되었다.

다른 치과의사보다 임플란트를 먼저 시작한 편이였고 그래서 임플란트 수술도 가장 많이 한 치과의사가 되었다. 언제나 '전세계에서 임플란트 수술을 가장 많이, 그리고 가장 잘 하는 치과의사가 되게 해주세요.'라는 간절한 바람이 이루어졌다.

언뜻 들으면 꽤 좋았을 것 같지만, 호사다마라고 좋은 일이 있으면 반드시 나쁜 일도 따라오는 게 인생이다.

2007년경에는 한국에서 임플란트를 가장 많이 한 치과로 국내 최고를 기록한 치과의사가 되었지만, 그에 따른 부작용도 만만치 않았다. 가장 먼저 '임플란트 부작용'이라는 문제에 부닥치게 된 것이다. 지금에야 임플란트를 한 누적 환자 수가 많기 때문에 많은 사람들이 문제를 겪어보고 임플란트 부작용에 관한 이해와 관심의 폭이 넓어졌지만 예전엔 그렇지 않았다.

어느 정도냐면 임플란트 보철이 다 끝난 환자들은 모두 '이제 이수진 원장님이 내 이빨을 진짜 튼튼하게 잘 만들어주었으니 이 안 닦고도 잘 살 수 있겠어. 하핫! 중형차 한 대 값이 들어 갔잖아, 내 입안에'하며 치과를 나가셨다. 그러고 나서는 대부분 정기검진 문자에 묵묵부답으로 일관하며 아예 치과에 발길을 끊어버리기 일쑤였다.

물론 임플란트 치료 후 주의 사항에 대해 설명과 당부도 전달하고 임플란트 후 관리에 관한 안내문도 전달했지만, 다들 내팽개치며 나 몰라라 했다.

임플란트는 인공 치아니깐 관리를 안 해도 된다고 다들 생각을 한 것이다. 치료 후 관리의 중요성에 대해 환자에게 설명을 했지만, 당장은 치료가 끝났다는 기쁨만 생각하고 앞으로 음식을 실컷 잘 씹어 먹을 거라는 기대감만 갖고 있을 뿐이었다.

우리나라에 퍼진지 얼마 안 되는, 역사가 오래되지 않은 치과계의 새로운 시술 방법인 임플란트에 대한 무지가 나은 비극은 참으로 처참했다.

임플란트 치아와 자연 치아 사이에 음식물이 조금만 끼어도 치과에 달려와 큰소리를 지르거나 싸우기를 반복했다. 특히 임플란트 주변 잇몸에 염증이 생겨 임플란트가 빠지기라도 하면 그 야말로 재앙이었다.

임플란트는 타이타늄으로 이루어진 금속이 잇몸 뼈 속에 심 겨져 고정되어 있는 형태다. 반면 자연 치아는 치아 뿌리가 치주 인대를 통해 잇몸 뼈와 연결되어 있다.

마치 우리 몸의 뼈와 뼈마디 사이를 인대로 연결하듯이 치아 와 잇몸 뼈(치조골) 사이에는 치주 인대가 존재하는 것이다. 치주 인대의 탄성 때문에 음식을 씹을 때마다 건강한 자연 치아도 미 세한 치주 인대 두께만큼의 동요도가 있다.

반면 임플란트는 이러한 치주 인대가 없고 타이타늄과 뼈가 직접 붙어있는 구조다. 이러한 차이 때문에 임플란트와 자연 치 아 사이는 임플란트 치료가 끝나고 약 1년이 지나면 음식물이 끼 기 시작한다. 이는 평균적인 잇몸 건강 상태에서 발생한다.

만일 치주염(잇몸 질환)이 있는 환자라면 1년이 아니라 임플란 트 치료 완료 후 수개월 이내에도 음식물이 낀다. 특히 어금니 전 반에 걸쳐 계속 치주 질환이 진행된다면 치아 사이가 벌어져 음식물이 계속 끼게 된다.

이런 악조건 속에서 만일 치과에 정기검진이나 정기적인 스케일링을 받으러 오지 않는다면 잇몸 염증을 일으키는 악랄한 혐기성 세균이 잇몸 아래의 잇몸 뼈를 녹인다. 결국 잇몸 뼈가 내 치아와 임플란트 모두를 잡아주지 못하는 상황이 되어 내 치아와 임플란트가 다 빠지는 경우가 일어난다.

내 치아 즉 자연 치아의 염증은 환자의 자각 증상이 있다. 그쪽으로 씹으면 아파서 환자가 덜 씹고 조심을 하게 된다. 그러나 임플란트는 환자가 느끼는 자각 증상이 거의 없어 임플란트 주변의 잇몸 염증이 이미 많이 진행된 상태에서 발견되는 것이다.

이러한 임플란트를 둘러 싼 조직 즉 임플란트 주변 잇몸과 잇몸 뼈의 염증을 '임플란트 주위염'이라고 한다. 임플란트 주위염은 임플란트가 우리나라에 도입된 몇 해 뒤부터 커다란 이슈로 떠올라 많은 학회에서 다루게 되었고 그 연구 논문이 많이 올라와 있다. 대학 병원을 중심으로 환자들에게 임플란트 주위염에 대한 관리와 교육이 이제야 이루어지고 있다.

지금은 환자들이 임플란트 후 관리가 제대로 이루어지지 않으면 큰 탈이 날 수 있다는 걸 잘 알고 있다. 하지만 임플란트 초창기에는 그렇지 못했다. 그래서 치과의사와 환자 간의 불신이 쌓이고 많은 비극이 일어났던 것이다.

그도 그럴 것이 환자 입장에서는 큰돈을 들여 큰 맘 먹고 임플란트 치료를 받았는데, 탈이 나고 아프니 속상하고 치과의사가 제대로 치료하지 않았다는 생각에 원망이 생기는 것이다.

치과의사 입장에서는 정성껏 수술을 해줬는데 환자가 양치질도 잘 안 할 뿐더러 가끔 잇몸이 붓거나 피가 나면 아프다고 더 양치를 안 하고 지내다가 결국 치과에 올 때는 그 부위에 음식물이 잔뜩 끼어 염증이 곪을 대로 곪아 발생한 통증 때문에 화부터 내는 것이다. '네가 치료를 엉망으로 해서 내 이빨이 망가졌어.'라며 치과의사에게 삿대질을 하고 멱살을 잡기도 한다.

지금은 임플란트를 하고 나면 관리를 잘 하고 이도 잘 닦으며 치과에 검진도 잘 받는 분위기지만 임플란트 초창기였던 10년 전만 해도 전혀 그런 분위기가 아니었다.

뭐든지 신기술, 새로운 치료가 들어오면 적응을 하면서 진통을 겪기 마련이다. 임플란트가 딱 그랬다. 환자들도 치과의사도 처음 닥친 재앙 앞에서 쩔쩔매던 시절이 있었다. 필자도 그 시절 환자들과 실랑이를 했던 걸 생각하면 참 아득하다.

임플란트는 썩지도 않고 멀쩡하다. 다만 임플란트 주위의 잇몸에서 생기는 염증이 문제인 것이다. 임플란트는 깨끗한 벽에 못을 박아놓은 게 아니다. 36.5도의 축축한 입안에서 늘 음식을 씹고 힘을 받고... 게다가 이 사이에 끼인 음식물 찌꺼기를 음식 섭취 후 3분 이내에 제거하지 않으면 주변 잇몸 염증이라는 재앙과 맞닥뜨리는 것이다.

치아는 힘과 세균에 의해 망가진다. 특히 임플란트 옆 치아 잇몸이 부실해서 옆 치아인 자연 치아가 흔들리기 시작하고 음식물이 끼기 시작하면서 발생하는 잇몸 염증은 삽시간에 온 잇몸으로 산불처럼 번진다.

내 환자 중에는 임플란트 후 하이에나처럼 음식을 잘 씹게 되어 기분이 좋다는 분이 계셨다. 참으로 뜯어 말릴 일이다.

나이가 들면 온 몸의 뼈가 약해진다. 잇몸 뼈라고 예외가 아니다. 임플란트는 씹는 힘을 견뎌 주지만 내 잇몸, 내 잇몸 뼈는 그 센 저작력을 견디어 주지 못하고 무너져 내린다. 나이가 들면 무릎 뼈가 망가질까봐 콘크리트 바닥에서 팡팡 뛰지 않는다.

잇몸 관리도 마찬가지다. 살살 씹고 되도록 고기, 사과, 총각무와 같은 단단한 것도 잘게 썰어 먹자. 내 치아 내 잇몸을 아껴야 한다. 그래야 임플란트 재수술을 하지 않을 수 있다.

한편으로는 가벼운 마음으로 정기검진을 받으러 가는 치과로 인식이 바뀌길 바란다.

뼈 이식을
꼭 해야 할까요

✦ '뼈 이식을 꼭 해야 할까요?' 환자들에게 제일 많이 받는 질문 중 하나다.

물론 뼈가 튼튼하고 뼈 양이 튼튼하다면 뼈 이식은 전혀 필요 없다. 하지만 뼈의 높이, 폭이 부족하다거나 뼈 양이 충분해도 뼈 상태가 안 좋다면 뼈 이식이 필요하다. 뼈 상태가 안 좋다는 건 오랜 만성염증인 치주염으로 인한 골질 불량임을 의미한다.

오랜 만성염증의 원인은 다음과 같다. 잇몸의 염증 그리고 치아 뿌리 쪽의 충치다. 잇몸의 염증은 그만큼 무섭다. 딱딱한 뼈를 오랜 세월에 걸쳐 흐물흐물하게 녹아내리게 만드는 것이다.

이는 사골을 오래 끓여 흐물흐물하게 녹아내린 상태에 비유가
될 정도다. 그만큼 임플란트 수술을 하다보면 그런 생각이 들 정
도로 뼈가 흐물흐물한 경우가 많다.

학술적으로는 뼈 상태를 D1, D2, D3, D4 네 단계로 나눈다.

D1은 마치 콘크리트와 같은 아주 딱딱한 뼈의 상태다.
D2는 무기질과 유기질의 함량이 적절한 아주 좋은 상태의 뼈다.
D3은 염증의 영향을 받아 조금 말랑해진 뼈 상태다.
D4는 염증의 영향을 오랜 세월 동안 지독하게 많이 받아 많이 말랑한,
스펀지처럼 푸석푸석한 상태다.

이런 뼈 상태 즉 D1~D4의 뼈 상태는 엑스레이만 보고도 대
부분 짐작할 수 있다. 하지만 뼈 속을 정밀하게 들여다보는 CT
를 찍어 보면, 엑스레이에서 예상한 것과는 다르게 뼈 속이 텅 빈
듯, 마치 스펀지처럼 말랑한 D4 상태인 경우도 많다.

뿐만 아니라 CT상에선 D2 상태로 예상하고 수술에 들어갔
지만 막상 열어보면 뼈 상태가 골질 불량 즉 D3나 D4로 마구 무
너져 내리는 불량한 골질도 많다. 하긴 내 치아도 못 잡아 주고

흔들려 결국 발치할 정도로 약한 뼈니 이런 나쁜 상황이 펼쳐지는 건 어찌 보면 당연하다 하겠다.

그래서 임플란트 식립 시에 뼈 이식이 필요한 경우가 많이 발생한다. 특히 상악동 즉 위쪽 어금니 임플란트를 할 때엔 더더욱 그렇다. 위쪽 어금니에 치주염이 생겨 주변 뼈가 녹아내리게 되면 '상악동 이식술'이라는 뼈 이식이 필요하다.

그렇다면 상악동은 무엇을 말하는 것일까? 사람의 얼굴뼈에는 공기가 차 있는 동굴이 있다. 이를 부비동이라 부르는데, 사람 얼굴은 총 4쌍의 부비동이 있다. 이 중에 가장 크고 중요한 부비동이 상악동이다. 이 상악동의 위치가 바로 위쪽 어금니 바로 위에 있다. 그래서 상악동의 막을 들어 올려 뼈 이식하는 수술을 '상악동 거상술'이라 부른다.

사람 얼굴 속 동굴 같은 곳, 그것도 윗니 바로 위쪽 코와 가까운 곳의 막을 들어 올려 뼈 이식을 한다면 환자 입장에선 다소 무시무시할 수 있다. 20년 전에 필자가 상악동 거상술이 필요한 환자에게 엑스레이를 보여주며 자세히 설명을 하면 대부분의 환자들이 도망을 갔다.

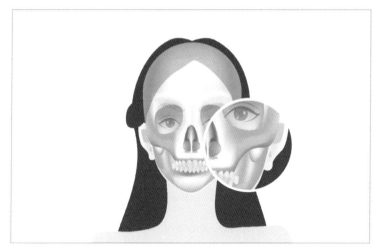
사람의 얼굴은 총 4쌍의 부비동이 있다. 이 중에 가장 크고 중요한
부비동이 상악동이다. 상악동은 위쪽 어금니 바로 위에 있다.

　　난생 처음 들어 본 상악동 거상술이다 보니 겁이 덜컥 나 수
술을 취소하는 것이다. 당시엔 많은 이비인후과 의사들조차 '상
악동 거상술'에 대해 맹렬히 비난했었다. 그래서 상악동 이식술
이 필요함에도 불구하고 무척이나 갈등했던 것이 엊그제 같다.

　　불과 8~9년 전의 일이다. 환자들이 이비인후과에 가서 '치과
에서 임플란트 하는데 상악동 거상술이라는 것을 해야 한다는데,
꼭 해야 하나요?' 물어 보기도 했던 시절이다. 환자의 물음에 '위
험하게 그런 걸 왜 해요?'라고 답해 필자를 참 곤란하게 만든 이

비인후과 의사도 있다.

결국 환자가 동의하지 않아 상악동 거상술을 하지 않고 임플란트 수술을 한 적도 있다. 지금 생각하면 찜찜하고 안타깝던 시절이었다.

사람의 뼈는 종이컵과 같은 구조를 떠올리면 간단하다. 종이컵에 입을 대고 마시는 부분은 두꺼운 띠를 두른 것 같다. 만일 그 부분이 없으면 종이컵은 물을 담을 수 없고, 물을 담아놓았더라도 금세 흐물흐물 해진다. 상악동 거상술이 필요한 부분이 바로 이 부분이다.

골질이 단단하고 풍부한 환자라면 상악동 거상술이 필요 없을 수도 있다. 하지만 나의 자연 치아를 단단히 붙잡지 못하고 치아가 빠질 정도라면 위 어금니 주변 뼈는 골질이 아주 불량하다. 이럴 때엔 상악동과의 경계가 되는 단단한 골질 즉 종이컵의 두꺼운 띠 부분에 해당하는 상악동저(상악동 뼈의 바닥)를 들어 올려 뼈 이식을 해야 한다.

2020년인 지금 환자들은 임플란트에 대한 이해도가 아주 높아 상악동 거상술을 비롯한 뼈 이식술에 대해 거의 다 알고 치과에 오신다. 시대가 좋아진 거다.

임플란트 수술을 할 때에 언제나 뼈 이식을 고려하고 염두에 두는 이유는 상악동의 뼈 골질에 따른 것이다. 엑스레이 상에선 멀쩡해 보이는 뼈가 막상 열고 들어가 보면 종이컵의 속처럼 텅 비어 있는 듯 거의 푸석푸석한 뼈로 꽉 차 있는 경우가 있기 때문이다.

엑스레이 상에선 딱딱하고 좋아보이던 그 뼈는 실은 종이컵 테두리 마냥 딱딱한 피질골 덕에 엑스레이에 그렇게 찍혀 나왔을 뿐 피질골 안 망상골의 밀도는 많이 떨어진 D3, D4 상황일 수 있어 대비해야 하는 것이다. 그래서 뼈 이식이 필요한 것이다.

보험으로 임플란트
싸게 하는 방법

이제 65세 이상이면 임플란트도 보험이 되는 시대다. 이 사실을 알고 최대한 치아가 아픈 걸 참고 참았다가 65세가 되는 해에 딱 맞추어 임플란트를 하기도 한다.

안타까운 점은 그 시기까지 기다리다가 뼈가 더 망가져 옆치아까지 망가지기도 한다는 것이다. 치아는 한 사람의 잇몸 뼈에 담겨있기 때문에 치주 질환 등 염증으로 인해 하나의 치아가 망가지면 주변에 있는 멀쩡했던 치아들까지 망가지기 십상이다.

잇몸 염증은 산불처럼 번지기 때문이다. 그만큼 치주 질환을 일으키는 세균은 파괴력 있고 악랄하다. 딱딱한 사람의 뼈를 어쩜 그렇게 짧은 기간 내에 광범위하게 녹일 수 있을까 하는 생각이 들게 하는 사례가 많다. 치아와 잇몸 사이에 존재하는 치은 열구 깊숙한 곳에 사는 혐기성 세균의 파괴력과 활동성은 잇몸 염증을 산불처럼 계속 퍼져 나가게 만든다.

그래서 65세 이상 임플란트 보험 적용이 독이 되는 것은 아닌가 하는 생각이 든다. 물론 두 개뿐이긴 해도 국가의 지원을 받아 임플란트를 싸게 하는 것은 아주 좋은 일이다.

하지만 그 지원을 받겠다고 산불처럼 번지는 잇몸 염증을 그냥 방치하는 건 옳지 않다. 그래서 내린 대안은 잇몸 치료를 부지런히 받아 65세까지 잘 유지하다가 65세가 되었을 때 국가의 건강보험으로 임플란트 두 개를 치료받길 권장한다.

대부분의 환자들은 65세 이전까지 아무 조치도 취하지 않고 있다가 65세가 되면 치과를 방문하다. 그냥 방치하는 것이다. 양치질은 물론이고 제대로 된 잇몸 치료도 받지 않고 있다가 갑자기 치과에 오면 이미 손쓸 겨를이 없을 때가 많다.

즉 잇몸 염증이 본인이 생각한 딱 두 개의 치아뿐만 아니라

세 개 혹은 네 개의 치아까지 퍼져 있기 때문이다. 우물쭈물 기다리는 사이에 염증이 마구 퍼진 것이다. 환자는 본인의 생각과 달리 뽑아야 할 치아가 많아진 데에 무척이나 당황하지만 이미 늦었다.

안타깝지만 이런 경우를 자주 본다. 제 때에 치료를 받았더라면 치아도 덜 뽑고 좋았을 텐데... 돈을 아끼려다가 치아 뽑는 개수는 오히려 늘어나고 결국 국가 건강보험 혜택을 받는 두 개의 치아 외에 다른 치아 치료에 돈이 들어가는 것이다.

치아 하나의 가치는 개당 3천만 원이다. 이 가설에 격하게 동감한다. 치아 하나를 뽑고 임플란트를 하는 데에 들어가는 시간과 비용과 본인 건강, 맘고생을 생각하면 말이다.

게다가 치아 하나가 없으면 다른 치아도 도미노처럼 무너지기 쉽다. 어금니가 하나 없으면 그 없는 치아 자리쪽으로 옆 치아들은 쓰러진다. 쓰러지기만 하면 문제가 덜 할 텐데, 그 쓰러진 치아와 잇몸 사이는 음식물이 끼기 쉬운 환경이 되어 세균이 잘 자라게 된다. 즉 충치가 생기거나 풍치(치주 질환)가 생기기 쉽다.

쓰러진 치아는 뿌리 가까운 쪽에 충치가 잘 생겨 치료가 어렵거나 겨우 치료하여 씌운다 하여도 뿌리 쪽 충치가 계속 아래로 내려가 결국 충치가 재발하거나 풍치가 깊어진다. 끝내 발치로 이어질 확률이 높다.

'치아 하나 없으면 어떠랴'하는 안이한 생각이 결국 하나가 아닌 세 개의 치아를 발치하게 만든 것이다.

그래서 한 가지 제안을 드리고 싶은 것은 65세까지 기다리지 않고도 개인 보험으로 임플란트를 싸게 하는 방법이 있으니 그 방법을 알아보라고 추천하고 싶다. 모든 생명보험에는 뼈 이식 수술에 대하여 보험 적용을 해준다. 물론 보험사마다 약관이 조금씩 다르다.

어떤 회사는 1년에 치아 두 개 혹은 세 개로 제한한다. 이 또한 감사하기도 하지만 잔인하기도 하다. 어떤 보험 회사는 하루에 하나씩만 보험 적용을 해준다. 연달아 붙어있는 치아의 경우, 한 번 마취하면 간단히 10분 만에 끝날 수술을 두 번에 걸쳐(두 치아의 경우) 한다.

어디 그 뿐이랴? 예를 들어 7개의 치아를 임플란트 하는 데에 하루 35분이면 끝날 수술을 7번에 걸쳐 여러 날 치과에 내원하고 7번이나 마취를 해야 하는 수고를 하게 된다.

환자 입장에선 그저 고통이다. 임플란트 수술은 임플란트 식립이 아픈 게 아니라 마취가 아프기 때문이다. 한 번에 마취하고 7개를 주르륵 심으면 단 한 번에 끝날 수술을 여러 날 여러 번 받으니 환자 입장에선 여간 번거로운 것이 아니다.

그러나 어쩌랴? 악법도 법인 것을.

우리는 그 회사 약관에 따라 선택을 하게 된다. 보험 회사에서 하루 한 개 치아 수술을 고수한다면, 어찌 보면 보험 혜택을 받아 싸게 수술할 수 있음을 감사해야 할 일이기는 하지만 그 싼 데는 고통의 대가를 치러야 하는 것이다.

그래도 보험 서류를 다 제출하고 환자가 보험 회사로부터 임플란트 수술비를 받아 수술하고 임플란트 치아가 완성되어 식사도 잘 하고 건강해지는 걸 보면 보험 회사에 감사를 느낀다.

뭐든 미리미리 대비하면 좋다. 개인 보험의 경우 미리미리

가입하여 필요할 때에 임플란트 수술비를 지원받아 수술 받으니 말이다. 단, 보험 적용되는 시점을 기다리느라 치아를 더 망가뜨리지 않기를 당부하고 싶다. 미리미리 필요한 잇몸 치료나 스케일링도 챙겨 받으면서 말이다. 그래야 산불처럼 번져가는 치주질환 세균의 활동을 조금이라도 늦출 수 있다.

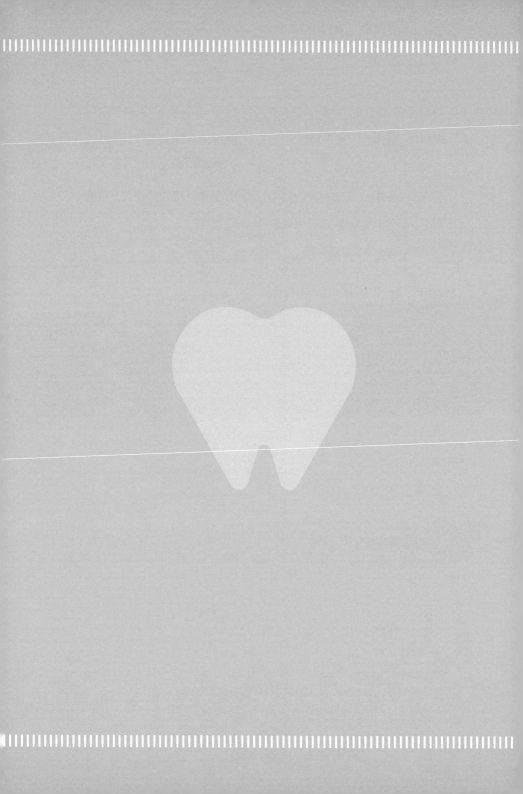

PART 3

치아 미백과
교정의 비밀

치아 미백이
잘 안 된다고요

하얀 치아에 대한 로망은 누구나 있다. 치아가 누러 면 이를 보이며 자신 있게 활짝 웃는 것을 민망하다고 여기기도 한다. 각자 얼굴색이 다르듯이 치아색도 개인차가 있 다. 약간 회색빛을 띠는 경우도 있고 누런빛이 돌기도 한다. 치아 미백의 효과는 누런 치아가 회색을 띠는 치아보다 월등히 좋다.

나이가 들수록 치아가 누렇게 변하는 것은 이상한 일이 아니 다. 치아 색을 누렇게 만드는 요인은 여러 가지가 있다. 우리가 즐겨 마시는 커피, 차, 색이 짙은 음료, 심지어는 김치, 카레까지. 색이 짙은 음식은 우리의 치아를 변색하게 만든다. 그렇다고 색 이 짙은 음식을 무조건 피하고 안 먹고 살 수는 없다.

느끼한 중국 음식을 먹으면 차를 많이 마시게 되는데, 이로 인한 치아 변색도 상당하다. 실제로 환자 중엔 중국에 2년 정도 살다 한국에 돌아왔더니 치아색이 완전히 누레졌다고 한다. 그 환자는 치아 변색이 너무 심해 치아 미백으로는 해결이 안 되어 앞니 전체를 라미네이트 하게 되었다.

이처럼 상황이 심각하게 되기 전에 치아 변색 초기에 미백 치료를 받는 게 좋다. 시중엔 많은 미백 약이 나와 있어 본인이 사서 쓰는 경우도 있다.

하지만 치아 미백은 치과에서 전문적으로 받는 게 더 좋다. 시중에 나와 있는 미백 약은 농도가 떨어져 그 효과가 작기 때문이다.

치과에서 하는 치아 미백은 두 종류가 있다. 치과에 누워 직접 당일 미백을 받는 '전문가 미백'과 자기 치아 틀을 정밀하게 만들어 미백 약을 받아가 집에서 틈날 때마다 꾸준히 하는 '자가 미백'이 바로 그것이다. 둘 다 효과는 좋다. 사실 두 가지를 다 하면 가장 좋다.

치아 미백이 소용없다고 불평하는 사람들도 있다. 하지만 어떠한 치료든지 치료 후 꾸준한 본인의 관리가 중요하다. 커피나 차 등 색이 짙은 음료는 빨대를 이용해 어금니 쪽으로 통과시켜 먹어야 한다. 기껏 미백을 하고 다시 누레지지 않기 위해서다. 색이 짙은 카레나 김치 같은 음식도 앞니 쪽으로 먹기 보단 어금니 쪽으로 먹기를 권장한다.

특히 미백 후 2주간은 미백약이 흡수되어 점점 더 치아가 하얘지기 때문에 그 기간 동안은 더 주의를 기울이자. 선천적으로 반상치(표면에 흰색, 또는 황색 반점이 있는 치아)인 사람도 있다. 원인은 불소가 함유된 음료나 물을 마셔서 발생하거나 영양결핍 등 다양하다.

이때 치아 미백을 하면 안하는 것보단 나아지지만 만족할 만큼 치아가 하얗게 되지 않을 수 있다. 그러면 라미네이트 치료를 고려해보는 것도 방법이다.

치아 미백을 받으면 유난히 시리다고 하는 사람이 있다. 치아마다 단백질과 칼슘 함유량이 달라 미백 치료에 대한 시린 느낌은 개인차가 있다. 나의 환자 중엔 하얀 치아에 대한 열망이 너무 강해 진통제를 미리 먹고 나서 치아 미백을 받기도 한다. 하지만 한 번에 드라마틱한 결과를 보기 위해 노력하기 보다는 조금씩 자주 치아 미백 치료를 받는 걸 권장한다.

　　하얀 치아를 드러내며 자신 있게 웃는 연습을 많이 하면 훨씬 좋은 인상을 줄 수 있다. '위스키~' 하고 거울을 보며 미소 짓는 훈련을 하면 예쁜 미소를 만드는 데 도움이 된다. 입꼬리가 내려가 입을 다물고 있는 사람보다는, 환하게 활짝 웃는 사람이 대인 관계에 있어 좋은 인상을 주는 것은 사실이다.

　　하얀 치아를 하고 잘 웃는 것만으로 어쩌면 내일 미팅이, 인생이 달라질 수도 있는 것이다. 그러니 치아가 누런 것이 고민이라면 걱정 말고 치아 미백을 해보자. 그리고 '위스키~' 미소 훈련!

치아 미백
할까 말까

치아 미백을 해야 하는지 말아야 하는지를 묻는다면 나의 대답은 당연히 '해야 한다.'이다. 나의 딸은 물론이고 나의 어머니도 미백을 했다. 물론 나도 무수히 많이 했다. 나이가 많고 적음을 떠나 하얀 치아를 가지고 싶은 마음은 누구에게나 있다. 미백 후 치아가 시리다거나 찌릿찌릿하다는 사람도 있다. 하지만 그런 현상은 일시적이다.

나는 젊은 시절엔 치아가 하얘지고픈 욕심에 거의 매일 자가 미백 틀을 끼고 잔 적이 있다. 그럼에도 치아는 멀쩡하다. 미백 틀도 깨끗이 세척하고 미백 틀을 끼기 전 치아도 깨끗이 양치하는 습관이 생겨 오히려 치아는 더 건강해졌다.

뭐든 관리하기 나름이다. 일시적인 치아 시림 현상 때문에 하얀 치아를 포기하는 건 말이 안 된다. 나무를 보느냐 숲을 보느냐의 문제다.

일시적인 시린 현상 때문에 하얀 치아로 얻을 수 있는 많은 것들, 예를 들어 눈부신 미소, 그로 인해 얻게 될 좋은 인상, 높아질 영업 능력, 좋아질 대인 관계 등 이런 것들을 포기할 순 없다.

매력적인 미소로 사랑도, 직장도 얻고 출세를 할 수도 있다. 아직도 미백이 치아에 해가 되냐는 질문을 많이들 한다. 전혀 해가 되지 않는다.

물론 치과의사의 정확한 진단 없이 그냥 마구잡이로 하는 미백은 해가 될 수 있다. 하지만 치과의사의 정밀한 진단에 맞춰 하는 치아 미백은 전혀 해가 되지 않는다. 예를 들면 충치나 풍치, 치아 마모증이 있는 부위에 덥석 치아 미백제를 바르면 크게 문제가 된다. 물론 치과에서 하는 전문가 미백의 경우 그런 부위는 다 댐(보호제)을 막아놓고 미백 치료를 한다.

하지만 시중에서 파는 미백제를 무심코 충치나 마모증 혹은 풍치로 인해 잇몸 퇴축(치아 뿌리가 드러난 부위)에 바르면 문제가 커진다. 충치가 있는 부위는 크게 자극을 받기 때문에 안 해도 될 신경치료를 하는 사태까지 벌어질 수도 있다. 또 치아 마모증이 가볍게 있는데 거기에 덥석 치아 미백제를 도포했다가 치아가 너무 예민해져 신경치료를 하게 될 수도 있다.

풍치나 잇몸 질환이 있다면 더욱 위험하다. 그나마 신경치료만 하면 다행이다. 잇몸 질환이 있다면 염증으로 인해 넓어진 치주 인대를 타고 내려가 미백약이 치아 뿌리에 자극을 주어 심하면 발치까지 하게 된다.

치아 뿌리 끝에 고름 주머니가 한 번 생기면 잘 낫지 않아 신경치료나 잇몸 치료 등 온갖 치료를 다 받아도 결국 낫질 않아 발치가 최후의 선택이 되기도 한다. 그러므로 치아 미백은 하면 좋다. 단, 전문가의 진단에 맞춰서 하기를 바란다. 그러니 치아 미백은 치과의사에게 맡기길 바란다.

치과 전문가 미백과 자가 미백을 둘 다 하면 결과는 가장 좋다. 하지만 시중에 파는 각종 치아 미백제가 궁금해서 꼭 써보고 싶다면 이때도 치과의사 진단에 맞춰 쓰길 권장한다. 그래야 충치나 풍치, 마모증이 있는 부위에 지독한 통증이 오는 무시무시한 재앙을 막을 수 있다.

'약은 약사에게, 진료는 의사에게'라는 말이 있다. '치아 미백은 치과의사에게'다. 편의점에서 파는 그럴듯한 문구에 현혹되어 나의 소중한 치아이자 우리 신체 중에서 가장 민감한 부위인 치아를 아무 미백제나 사용해서 망가뜨리려 할까?

소중한 나의 치아를 아름답게 만드는 치아 미백은 필수지만 제대로 된 진단으로 제대로 해야 한다.

치아가 누레질까봐 김치찌개를 안 먹겠다고

하얀 치아를 유지하기엔 난관이 많다. 우리나라 음식은 유난히 색이 진한 음식이 많다. 김치부터 김치찌개, 된장찌개 등 치아를 누렇게 만드는 음식은 대부분 우리가 즐겨먹는 음식이다. 요즘에는 매운 음식이나 색이 강한 음식을 즐기는 사람들도 많아졌다. 고추장, 고춧가루 등 매운 맛을 내는 많은 음식들이 우리 치아를 누렇게 물들인다. 매일 매일.

뿐만 아니라 우리가 즐겨 마시는 커피, 차, 다양한 에이드, 주스들 역시 온통 색깔이 강한 음료 천지다. 필자는 너무나 강렬하게 이런 음료와 차의 위력을 경험한 적이 있다. 바로 동생의 치아가 너무 심하게 변색되었던 것이다.

약 15년 전 동생은 중국에서 2년간 근무한 적이 있다. 당시 한류열풍이 있기 전이라 동생이 근무하던 곳에서는 한국음식을 먹기가 쉽지 않았다고 한다. 그래서 주로 중국음식을 먹었다고 한다. 동생 말에 의하면 중국음식을 계속 먹으니 너무 느끼해서 중국차를 많이 마셨다고 했다. 그렇게 2년을 보내고 한국에 돌아온 내 동생의 치아는 앞니가 얼룩덜룩 새까맣게 변색하였다. 무심코 마셔온 중국차가 앞니를 변색시킨 것이다.

색이 강렬한 음료나 음식의 위력은 정말 대단하다. 이미 알고 있는 사실이지만 막상 동생의 치아 변색을 목격하고 나니 정말 실감했다. 적당히 치아 미백 몇 번으로 해결되는 수준이 아니었다. 동생의 앞니는 모양도 예쁘고 치아 배열도 좋은 편이어서 라미네이트를 권장하고 싶지는 않았다.

하지만 동생은 라미네이트를 원했고, 부모님도 동생의 새까맣게 변색된 앞니를 보면서 걱정을 하셨다. 결국 동생의 위 앞니 8개를 라미네이트 했다. 워낙 먹성이 좋은 성격이라 라미네이트가 떨어져서 재부착을 한 적도 있다. 하지만 라미네이트를 안 하고 그냥 새까만 치아로 지내는 것보다는 만족하는 눈치다.

그만큼 치아의 색상은 우리의 삶에 영향을 미친다. 중국이나 동남아에서 지내면서 오랫동안 차를 많이 마셨다거나 특수한 음료를 마셨던 사람들은 치아 변색이 심하게 오는 경우가 종종 있다. 나는 그런 사람들에게 치아 미백을 권장하는 편이지만, 미백으로 해결이 안 되는 심한 상태라면 라미네이트를 하기도 한다.

우리는 살면서 색깔이 강한 음료나 음식을 완전히 피하고 살기는 힘들 것이다. 특히 아침에 잠을 깨기 위해 즐겨 마시는 커피 한 잔은 정말 피할 수 없는 유혹이다. 또 오후에 친구들과 티타임을 가지며 수다를 떠는 즐거움도 포기할 수 없다.

저녁에 마시는 레드 와인은 어떠한가. 가족 또는 지인과 떠들며 함께 하는 근사한 저녁식사 자리의 레드와인은 빼놓을 수 없는 즐거움이다. 하지만 이러한 즐거움들이 결국 우리의 치아를 누렇게 물들이는 것이다.

그래서 나는 미백 치료를 막 마친 환자들에게 당부한다. 미백 치료 후 약 2주간은 미백약이 치아에 점점 더 흡수되어 치아가 더 하얘지는 기간이니 그 기간 동안은 색깔이 강한 음료나 음식을 피하라고 말이다.

사실 그 기간뿐만 아니라 평생을 앞니가 아닌 어금니로 음식을 씹거나 마시는 습관을 갖는 게 좋다. 아이스 아메리카노를 굳이 앞니를 통과시켜서 마실 필요가 있는가? 커피는 되도록 빨대를 이용하여 어금니 쪽으로 마시기를 바란다. 김치찌개나 카레 같은 색이 강한 음식도 마찬가지다. 굳이 앞니로 씹지 말기를.

앞니만 하얗게 오래오래 유지해도 치아가 깨끗한 인상을 준다. 하지만 아무리 주의해도 살다보면 치아 변색은 누구나 온다. 어차피 누레질 텐데 치아 미백은 해서 뭐하냐는 사람들도 있다. 어차피 늙을 건데 피부 관리는 해서 뭐하냐는 말이랑 같다.

이왕 우리가 행복하고 자신감 있는 미소를 지으며 살려면 하얀 치아는 필수다. 매력적으로 웃으며 무언가를 부탁하거나 협상을 하면 성공률이 높다. 치아에 자신이 없는 사람들은 대부분 입꼬리가 내려가 있고 잘 웃지 않는다. 그래서 전체적으로 우울한 인상을 주기가 쉽다. 치과의사로서 치아 미백 치료는 인간을 행복하게 만든다고 생각한다.

하얀 치아를 위해 커피나 김치찌개를 안 먹고 살 수는 없다. 대신 식후 3분 내로 하는 양치질로 치아 변색을 막을 수 있다. 꼭 빠지지 말고 양치하기를 바란다.

가끔 외출이나 모임 같은 곳에서는 식후 3분 내로 양치질이 불가능할 때가 있다. 이때는 음식이나 음료를 어금니 쪽으로 먹고 물로 헹구자. 그리고 치과는 6개월에 한 번씩 들러서 스케일링과 치아 미백을 받도록 하자.

치아 교정 치료 전에
준비해야 할 것들

치아 교정을 시작하기 전에 준비해야 할 것은 치아 건강과 비용 그리고 좋은 치과 선택이다. 잇몸 건강과 충치 치료는 치아 건강을 위해 꼭 필요한 일이다.

치아 교정 중에는 교정 장치 때문에 장치와 치아 사이에 끼는 음식물이나 치태 때문에 충치가 생기거나 잇몸이 상하는 경우가 많다. 이런 일이 비일비재하다 보니 교정 치료만 딱 하고 끝내는 치과보다는 잇몸 관리나 충치 예방에도 세심한 신경을 써주는 치과를 선택하는 게 좋다.

그런 치과인지 어떻게 아느냐고? 치과는 주로 주변의 소개로 오는 경우가 많다. 그래서 치과를 소개해 준 사람의 경험담을 들어보면 그 치과의 사정을 알 수 있다. 교정 치료 기간 내내 스케일링이나 잇몸 치료 관리에 신경을 써주는지 아니면 교정 치료만 진행했는지 말이다.

교정 치료 중간 중간에 하는 충치 체크도 아주 중요하다. 충치가 생기고 나서 치료하는 것보다는 충치가 생기기 전에 미리미리 예방하는 것이 훨씬 좋은 것은 당연하다. 그래서 미리 교정 치료 전에 충치와 잇몸 상태 점검을 하여 치료를 하고나서 교정 치료를 시작하는 게 좋다. 만약 환자가 시간이 없다면 교정 치료와 병행하기도 한다.

아무튼 교정 치료는 치아 뿌리를 움직이는 치료이기에 잇몸 건강이 절대적으로 중요하다. 교정 후 가장 많이 발생하는 고민이 치아 사이에 잇몸이 내려가 치아 사이가 비어보이는 블랙트라이앵글이다. 심하게 틀어진 치아를 펴면 발생하는 블랙트라이앵글은 피할 수 없는 결과다. 이런 현상을 조금이라도 방지하기 위해 치아 교정을 시작하기 전에 미리미리 잇몸 건강을 챙겨놓아야 한다.

그렇다면 잇몸 건강은 어떻게 챙겨야 할까? 우선 치과 정기 검진이 필수다. 치과에 가면 보통 스케일링을 기본으로 한다. 스케일링을 받을 때의 장점은 양치질 방법을 잘 배워 스스로 집에서도 올바르게 양치질하는 습관을 익힐 수 있다는 점이다.

웬만한 치과에서는 자세한 양치질 교육을 해준다. 올바른 칫솔 선택도 배운다. 양치질은 하루 세 번이 아니라 뭐든 먹거나 마시고 나면 3분 이내로 꼭 해야 하는 점도 상기시켜 준다.

'양치질 별거 아니야 쉬워.'라고 생각할 수도 있지만 결코 그렇지 않다. 45도 각도로 칫솔을 회전시켜 닦는 회전법으로 잇몸 마사지하는 법, 치아 사이사이를 세밀하게 닦는 법을 자세하게 설명하지만, 사람들은 그대로 따라하지 못한다.

아마도 양치질할 때 치과의사가 알려주는 그대로 따라한다면 치과는 여럿 문 닫을 것이다. 충치도 잘 안 생기고 치아 마모증으로 인한 이 시림, 풍치도 안 생기길 것이다.

실제로 양치질을 한 번 해보라고 하면 제대로 못하는 사람들이 대부분이다. 특히 크라운이나 라미네이트를 한 부위는 오히려 더 못 닦아 잇몸 염증이나 2차 충치가 생기는 말썽이 나기도 한다.

크라운이나 브릿지, 임플란트가 되어 있으면 치아 교정을 못 하냐고 물어 보는 사람이 많다. 두 경우 모두 교정이 가능하다. 치아 교정 전에는 건강한 잇몸과 충치가 없는 치아만 있다면 어떤 경우라도 가능하다. 이미 치료한 크라운이나 라미네이트는 교정 치료 시에 문제가 되지 않는다. 치료 안 한 치아가 문제지 치료한 치아는 문제가 되지 않는다는 이야기다.

교정과 임플란트를 동시에 할 때도 있다. 그런 경우는 교정 치료를 진행하다가 임플란트 치아가 들어갈 자리가 정해지면 임플란트 수술을 한다. 임플란트 후 보통 2~6개월 후 치아 머리 즉 임플란트 크라운이 완성되므로 교정 치료와 동시에 임플란트 치료가 끝나도록 스케줄을 짠다.

평소에 잇몸이 건강하고 충치가 뿌리까지 썩은 정도가 아니라면 교정 치료 전에 근심할 일은 하나도 없다. 치아 머리 쪽의 가벼운 충치는 금세 치료하고 교정을 시작하면 된다. 하지만 잇몸에 심한 염증이 있거나 치아 뿌리 쪽의 충치라면 세심한 치료 후 교정 치료에 들어가야 한다.

물론 잇몸이 좋지 않고 충치가 있다고 하더라도 교정 치료를 못하는 경우는 거의 없다. 그러니 집에서 혼자 고민하지 말고 전문가와 상의하기를 바란다.

고민이 많아지면 스트레스로 인해 침 성분이 변한다. 그로 인해 충치도 더 잘 생기고, 잇몸 염증도 더 잘 생긴다. 지난 28년간 환자들을 겪으면서 절실히 느끼는 사실이다. 만병의 근원은 스트레스와 불면증이라 하지 않던가? 치아 질환도 마찬가지다. 그러니 너무 고민하지 말고 제때에 치과를 찾아가 상의하는 것이 가장 좋다.

교정 치료는 최소 2~3년은 필요한 장기간의 치료다. 그러니 치과 선택도 자신이 믿을 수 있는 치과, 내 치아를 내 몸처럼 아껴 줄 수 있는 치과, 실력 있는 치과를 잘 선택하여야 한다. 그러니 부디 교정을 계획하고 있다면 잘 준비하여 성공적으로 치료가 끝나길 바란다.

교정 치료에
나이 제한이 있나요

　　◆　　교정 치료에 나이 제한이 있냐는 질문을 많이 듣는
다. 결론부터 말하자면 나이 제한은 없다. 다만 문제를
꼽자면 잇몸 상태다.

　　치아 관리 측면에서 잇몸 관리의 중요성에 관해 이 책의 앞
부분에서 수차례 이야기해 왔다. 다만 너무 이른 나이에 치아 교
정을 시작하는 것은 반대다. 아이들이 유치에서 영구치로 가는
시기에 치아가 미운 때가 있는데, 부모들이 지레 겁을 먹고 괜히
쓸데없이 치아 교정을 일찍 시작하는 데에는 반대다.

　　아이 얼굴뼈는 다 자라지 않은 상태로 6~7세부터 나기 시작

하는 영구치, 특히 앞니는 아이 얼굴에 비해 상대적으로 커 보인다. 이때부터 부모들의 걱정이 시작된다. 게다가 치아를 가는 혼합 치열기(약 6~12세)까지는 유치가 빠지고 영구치가 나는 과정이라 치아 이동이 심하다 보니 우리 아이가 치아 교정이 필요한 것이 아닌가 하는 걱정을 한다.

물론 아래턱이 심하게 나왔다거나 위턱이 돌출되어 빠른 턱 교정 치료가 필요할 때도 있다. 이때도 아이들 치아 교정은 적절한 시기에 정확한 진단을 하여 아이 턱 성장 상태에 맞게 시작되어야 한다. 그리고 가족력도 참고한다. 부모나 친척 중에 유난히 위턱이나 아래턱 돌출이 있다면 아이도 빠른 교정을 선택해야 할 수 있다.

그러나 가족이나 친척들 대부분이 정상 교합이라면 아이의 교정 치료를 너무 일찍 서두르거나 걱정할 필요는 없다. 믿을만한 치과를 선택하여 혼합 치열기를 잘 지켜보고 체크하다가 혼합 치열기가 지난 12세가 지난 시기에도 여전히 부정교합의 징후가 보이면 그때에 교정 치료를 시작해도 늦지 않다.

그러나 성인 교정 치료에 있어서 늦은 나이란 없다. 그리고 늦은 나이라고 해봐야 40~50대 환자들이 대부분이다. 지금까지 20~30대들이 주로 성인 교정 치료를 했다. 하지만 최근에는 삶의 질에 대한 욕구 때문에 40~50대 성인 교정 환자도 꾸준히 늘어나는 추세다.

60세가 넘어서 치아 교정을 하겠다고 오는 사람들은 거의 보지 못했다. 그 연세쯤 되면 치열을 개선시키려는 생각보다는 그저 건강하게 오래오래 치아를 유지하고 음식을 잘 씹고 싶다는 열망이 더 강하다.

하지만 50대까지는 치열을 개선시켜서 삶의 질을 개선시키려는 열망이 있다. 한 번이라도 환하게 웃어보고 싶다. 또는 웃는 인상, 잘 웃는 호탕한 인상으로 바꾸고 싶다는 사람들이 많다.

평생을 잘 웃지 못하고 어두운 인상을 하고 사는 사람들이 의외로 많다. 앞니가 굉장히 누렇거나 회색빛이 강하고 비뚤비뚤한 치열을 가지고 있다고 생각해보자. 주변 사람들이나 친한 지인들조차 나의 앞니가 어떻게 생겼는지 알지 못한다. 누런 황니인지, 비뚤은 치아가 있는지 전혀 알아차리지 못할 것이다. 평생 자신의 앞니를 환히 드러내고 웃어본 적이 없기 때문이다.

평생 잘 웃지 못하는 사람들은 집에서 혼자 거울에 비친 자신의 치아를 들여다보고 무슨 생각이 들까? 처음엔 자기 치아가 안 예쁘다는 데에 대해 슬퍼했을지도 모른다. 그리고는 결코 이런 치아를 남에게 보여주지 말아야겠다고 결심할지도 모른다.

그래서 그런지, 치아가 유난히 누렇거나 회색이거나 줄무늬(반상치)가 심한 사람들은 말할 때 위쪽 앞니가 드러나지 않는 기술적인 말하기 방법이 있다. 그런 사람들은 윗입술과 입꼬리 쪽을 내리는 근육이 단단하게 발달하여 말하거나 웃을 때에 절대로 자기 위쪽 앞니를 드러내지 않는다. 오랜 세월 동안 무의식적으로 얼굴 근육을 그렇게 발달시켜 온 것이다.

어린 시절부터 그렇게 살아야 했던 세월을 생각하면 치과의사로서 마음이 아프다. 윗니를 활짝 드러내며 눈부신 미소를 짓는 이들을 보며 어떤 마음으로 평생 살았을 지 안타까울 뿐이다. 그래도 끝까지 포기하지 않고 나이 사오십이 넘어 이제라도 활짝 웃으며 살아보겠다고 치과를 방문한 사람들의 마음을 헤아려 본다.

마음껏 입을 벌리고 호탕하게 깔깔 웃는다는 것은 우리 인생의 터닝 포인트와도 같다. 어쩌면 이제껏 막혀있던 운들이 술술

들어올지도 모른다.

'웃으면 복이 와요.'라는 말도 있진 않은가? 나이 들어서도 교정 치료를 시작할 여유를 가지게 된 것은 참으로 큰 축복이다. 사람의 인생이 달라질지도 모른다는 기대감을 가지고 나도 치료를 시작한다. 이때도 가장 중요한 것은 잇몸 상태이다.

이 책의 처음부터 끝까지 계속 강조한 것이 잇몸 건강이다. 이젠 잇몸 이야기가 지겨울 것이다. 하지만 어쩌랴? 치아는 잇몸에 담겨 있고 그 뼈에 담겨 있는 치아 뿌리가 움직여야 교정이 되는 것이니 말이다. 잇몸에 염증이 생기면 잇몸 뼈 안에 있는 치조골(잇몸 뼈)은 흐물흐물 녹는다. 책상처럼 단단해야 할 뼈가 사골 뼈를 뜨거운 물에 몇 시간 달인 것처럼 말랑말랑해진다. 그러면 잇몸 뼈가 치아를 단단하게 잡아주지 못한다.

잇몸 뼈 안에서 치아 뿌리가 이동하는 치아 교정은 잇몸 뼈가 염증 상태라면 교정 치료로 치아를 이동시키려 하다가 자칫 치아 뿌리의 손상이 오는 경우가 있다. 그래서 치아 교정 전에 잇몸 뼈 상태를 세심하게 파악하고 진단하는 과정이 필요하다.
결국 성인 교정 치료 성공의 열쇠는 잇몸 건강이다. 잇몸이 건강하여 치아 교정 치료를 진행하는데 무리가 없는지 사전 진단이 필수다. 교정 치료에 있어서 나이 제한은 없으나 잇몸 건강에 따른 제약은 있을 수 있다.

우리나라 성인 4명 중 3명은 잇몸이 약한 치주 질환을 가지고 있다. 그러니 아름다운 치열을 갖고 싶어 치아 교정을 하고 싶은 사람이라면 누구나 정기적인 치과 방문과 스케일링으로 잇몸 건강을 먼저 챙겨야 한다.

치주 질환은 이미 국민 병이라고 해도 과언이 아니다. 오죽하면 나라에서 1년에 한 번은 건강보험을 적용해 저렴한 비용으로 누구나 스케일링을 받도록 해 놓았겠는가? 그러니 교정 치료를 염두에 두고 있다면 잇몸 관리에 신경을 쓰고 1년에 한 번 정기검진과 스케일링을 꼭 받도록 하자. 이것만 잘 지켜도 교정 치료에 있어 나이 제한이라는 한계는 상당히 극복할 수 있다.

교정 유지 장치
언제까지 해야 되나요

필자가 SNS를 하다 보면 가장 많이 받는 질문이 '교정 유지 장치를 언제까지 해야 돼요?'라는 질문이다. 얼마나 유지 장치 끼기가 갑갑하면 그럴까? 그 마음이 너무나 헤아려진다. 하지만 답은 언제나 '평생 끼세요.'다. 왜냐하면 치아는 원래 내 치아 상태로 돌아가려는 힘이 있기 때문이다. 손대지 않아도 말이다.

어디 그뿐인가? 나이가 들면 누구나 치아가 앞으로 몰리는 현상이 있다. 젊을 때엔 분명 가지런하고 예뻤던 치아가 앞으로 자꾸 몰리면서 점점 더 치열이 불규칙해지고 미워지는 것이다.

나이 들어 얼굴에 지는 주름살 그림자도 서러운데, 치아마저 비뚤비뚤해지면 서럽다. 비뚤어져 돌출된 치아의 뒤 치아는 그늘이 지기 때문에 사진을 찍으면 그 부분은 치아가 비어 보인다. 심하게는 '영구 없다'가 생각날 정도로 좀 우스꽝스럽게 보이기까지 한다.

필자도 젊은 시절엔 분명 가지런한 치아라고 자신 있게 활짝 드러내 웃었지만 52살이 된 현재는 그렇지 않다. 살짝 비뚤었던 아래쪽 앞니 치아 부분이 점점 틀어지고 있다. 아마도 잇몸이 약해진다면 이런 현상은 더 가속화될 것이다. 교정 치료를 하지 않은 나도 이런데, 교정한 친구들은 얼마나 더 할까 하는 생각이 든다.

내게 교정 유지 장치를 얼마나 오래 해야 할지 물어보는 사람들은 대게 20~30대들이다. 나이를 먹으면서 교정 치료도 받아보지 못한 나도 치아의 쏠림 현상(치과 용어로는 mesial migration이라 한다)을 겪는데, 교정 치료한 친구들이 나이 들어 겪을 일들을 생각하면 역시 결론은 '교정 유지 장치는 평생을 끼세요.'다.

물론 교정 기간만큼의 세월이 지나면 가철식 유지 장치(뺐다

졌다 하는 유지 장치)는 생각날 때마다 끼거나 일주일에 한두 번 정도 끼라고 말해줄 수 있다.

지금까지의 이야기는 잇몸이 건강하고 관리가 잘 되는 사람들의 이야기다. 나이가 들면서 잇몸이 약해져 잇몸 뼈가 느슨해진다거나 치아의 흔들림이 오면 치아들은 더더욱 교정하기 이전의 원래 상태로 돌아가려고 한다.

교정 기간은 보통 2년 정도 걸린다. 그러면 가철성 유지 장치는 교정 후 2년까지만 매일 끼고 교정이 끝난 2년이 지나면 생각날 때에 끼면 된다.

이론적으론 그렇지만 우리의 노화 현상과 이에 따른 잇몸의 약화를 생각하면 이 말만 믿지 말고 정기검진을 통해 그때그때 상황에 맞춰서 진행하도록 하자.

여기서 또 나오는 이야기! 역시 잇몸이다. 잇몸이 강한 사람들은 사실 교정 후 2~3년이 지나면 더 이상 가철식 유지 장치를 끼지 않아도 문제가 거의 발생하지 않는다. 단단한 잇몸 뼈가 치아 뿌리를 잘 잡아주기 때문에 이상한 생활습관이 생기지 않는

한 안심이다. 보통 교정한 만큼의 시간, 즉 3년 동안 교정 치료를 받았으면 3년, 2년 동안 교정 치료를 받았으면 2년 식으로 가철식 유지 장치를 매일 껴야 하는 기간이 결정된다.

고정식 유지 장치는 어떨까? 앞니 안쪽에 붙여 고정하는 고정식 유지 장치는 영원히 껴야 한다. 어떠한 경우도 이걸 떼어도 괜찮다고 말하는 치과의사는 거의 없다. 앞니는 치아 뿌리도 가늘고 나이가 들면 치아 앞니가 앞으로 몰리는 현상이 심하기 때문에 앞니의 안쪽 고정식 가철 장치는 계속 껴야 한다.

이때도 부가적인 문제는 발생된다. 앞니 안쪽에 붙어있는 유지 장치 때문에 치실이 안 들어간다. 칫솔질도 여간 주의해 기술적으로 섬세하게 하지 않으면 그 유지 장치 아래의 치석이나 치태를 제거하기란 쉽지 않다. 안 그래도 앞니 사이사이의 블랙트라이앵글 현상이 흔한데, 이 부분에 치태나 치석이 있으면 그 현상은 더욱 심해진다.

치석은 세균이 딱딱하게 굳어진 것이고, 치태는 세균 덩어리가 치아 면에 찰싹 달라붙어 있는 상태다. 치아 안쪽 고정식 유지 장치 아래에 만일 영원히 제거되지 않는 치석이나 치태가 있다면 이것은 재앙이다.

이 문제는 모든 교정인의 영원한 숙제다. 평생 앞니 안쪽에 고정식 유지 장치를 하는 한 치과에 계속 다녀야 한다. 나의 선배 중엔 자기 관리가 아주 철저한 분이 계신데, 3개월마다 꼬박꼬박 치과에 오신다. 물론 그때마다 절대 혼자서는 닦을 수 없는 부위 즉 고정식 유지 장치 아래 부분의 스케일링을 꼬박꼬박 받으신다.

실제로 앞니 안쪽에 고정식 유지 장치를 하고 그 아래에 치석, 치태가 잔뜩 낀 채로 지내는 사람이 무척 많다. 본인이 잘 모르는 경우도 많지만 알아도 어쩔 수 없다고 생각한다. 그저 칫솔이 잘 안 들어가고 치실이 안 들어가서 어쩔 수 없다고 생각하는 것이다.

이럴 때엔 쓰는 방법이 바로 슈퍼 플러스를 쓰는 것이다. 처음에는 슈퍼 플러스를 쓰는 방법이 까다롭게 느껴질 것이다. 그러나 쓰는 방법이 익숙해지면 최고로 좋다. 고정식 유지 장치 아래를 닦는 데에도 좋고, 브릿지 아래를 닦는 데에도 좋다.

치실이나 치간 칫솔이 들어가지 않는 모든 부위에 사용하는 슈퍼 플러스는 거의 만병통치약과도 같은 존재다.

대충 치아 사이를 헹구듯이 닦는 게 아니고 꼼꼼하게 치아 사이와 잇몸을 닦아주니 블랙트라이앵글 완화에도 좋다. 고정식 유지 장치 이래를 잘 못 닦을 때는 그 부위의 잇몸에 염증이 생겨 결국에 그 아래 치조골(잇몸 뼈)이 주저 않아 치아 사이 공간이 심하게 비어 보이게 된다. 이때 잇몸이 건강하다면 잇몸 이식을 하면 된다.

하지만 대부분 환자들의 경우 고정식 유지 장치 아래 관리를 잘 못하여 잇몸을 이식하기에도 이미 잇몸이 만성염증 상태인 사람들이 많다. 결국 블랙트라이앵글을 해결하고 싶다면 슈퍼 플러스로 잘 관리하며 잇몸 이식까지 고려해 볼 수 있다.

오래오래 고정식 유지 장치를 해야 하는 교정인들이여, 희망을 갖고 잘 관리해 예뻐지자. 기껏 힘든 교정 치료를 잘 마친 후 도로아미타불이 되면 안 되니까 말이다.

교정기 사이는
치간 칫솔로 양치하세요

가끔 나의 인스타그램이나 유튜브에 교정기 사이사이를 치간 칫솔로 양치질하는 동영상을 올리면 반응이 좋다. 아직도 많은 사람들이 치아 교정 치료를 하고 있지만, 시원하게 교정기 사이사이를 제대로 닦을 줄 모른다는 이야기다. 게시물을 올릴 때마다 많은 사람들이 열광하고 좋아하는 걸 보면 기쁘고 보람되지만 한편으론 치아 교정 기간 중의 관리 방법을 모른다는 데에 안타까움을 느낀다.

치과에서 교정 치료를 할 때마다 강조하며 알려주면 좋을 텐데 안타깝다. 다들 치아를 가지런히 펴고 예뻐질 생각만 하지 건강한 치아 관리에 대해서 무심한 것이다.

치과의사로서 반성한다. 좀 더 치아 관리 방법에 대해 세밀하게 알려줘야 한다는 사명감을 느낀다. 그러나 치과에서 제대로 된 관리 방법을 안 가르쳐주었다고 탓만 할 일은 아니다. 제대로 된 관리 방법을 알려줘도 제대로 들으려 하지 않는 사람이 대부분이기 때문이다. 혹은 알려줄 때만 반짝하고 시간이 지나면 모든 것을 잊고 방문을 하는 환자들도 많다.

실제로 교정 치료가 끝나고 교정기를 떼면 무수히 많은 충치와 잇몸 염증이 발견된다. 그래서 치아 교정이 끝나고 치아 미백은 물론이고 스케일링이 필요한 경우가 많다. 스케일링으로만 해결되지 않는 깊은 치아 주변의 잇몸 염증도 많이 발견된다. 치아 교정을 하는 기간 동안 제대로 잇몸 관리가 안 되면 만성염증성 잇몸으로 바뀌어 염증이 잘 낫지 않는다.

그러므로 치아 교정을 하는 기간 동안 교정기와 치아 사이, 교정기와 잇몸 사이를 모두 꼼꼼히 닦아줘야 한다. 물론 거의 모든 교정 치료를 하는 치과에서는 교정용 칫솔을 따로 알려준다. 하지만 교정용 칫솔만으론 부족하다. 칫솔 중간이 파여 있는 교정용 칫솔로만 닦으면 세심하게 닦이지 않고 대충 닦이기 때문이다. 교정용 칫솔로는 교정기와 치아 사이, 교정기와 잇몸 사이,

잇몸이 덜 닦인다. 우리 잇몸을 지키는 데에 가장 중요한 잇몸 마사지가 안 된다는 것이다.

잇몸 마사지를 잘 하려면 어금니 칫솔로 교정기 아래 잇몸 부분을 살살 문지르듯이 닦아주어야 한다. 물론 올바른 방향과 적절한 힘으로 닦아야 한다. 살살 닦으면 잇몸 마사지가 잘 되지 않는다. 그렇다고 세게 닦으면 잇몸을 다쳐서 상처가 난다. 오히려 안 하느니만 못한 결과가 된다. 치과에서 올바른 잇몸 마사지의 방향과 적절한 힘 조절을 배우는 것이 가장 좋다.

그런데 잇몸 마사지가 필요할까? 잇몸 마사지를 하면 잇몸을 지나가는 말초혈관이 자극을 받아 잇몸의 면역력을 키우기 때문에 필요하다. 당뇨 환자들의 잇몸이 약한 것과 같은 맥락이다. 말초혈관까지 혈액 순환이 잘 되지 않으면 그 부분은 약해진다. 그

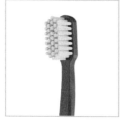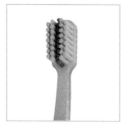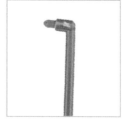

교정용 칫솔들

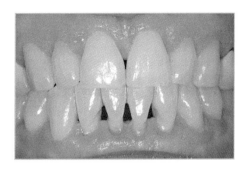

블랙트라이앵글

래서 우리는 잇몸 마사지로 잇몸 자체의 면역력을 키워놓아야 한다. 특히 치아 교정 중에는 더더욱 필요하다.

수많은 사람들이 교정 후 찾아오는 블랙트라이앵글 때문에 고민을 한다. 블랙트라이앵글이란 치아 교정 후에 치아와 잇몸 사이의 틈이 작은 세모 모양으로 도드라져 보이는 걸 말한다. 물론 치아가 유독 심한 비뚤비뚤한 치열을 교정한 경우 블랙트라이앵글이 잘 생긴다.

블랙트라이앵글을 최소화 하는 방법은 치아 교정기 내내 잇몸 마사지를 잘 해주는 것 뿐이다. 치아 교정을 시작하기 전부터 건강한 잇몸 관리를 하는 것도 빼놓지 말아야 한다. 치아 교정이 끝나고 나서도 평생 잇몸 마사지, 잇몸 관리를 잘 해야 블랙트라이앵글이 완화된다.

　물론 라미네이트를 하면 블랙트라이앵글을 간단히 없앨 수 있다. 하지만 내 치아를 조금이라도 삭제해야 하는 라미네이트를 하는 것보다는 미리 예방하는 게 낫지 않을까?

　무삭제 라미네이트를 한다고 해도 마찬가지다. 힘들게 치아 교정 치료를 끝냈는데 라미네이트나 무삭제 라미네이트 치료를 또 받는 것보다는 치아 교정 중에 잇몸과 치아 관리를 잘 하는 것이 훨씬 나은 방법이다.

　치아 교정기를 떼는 순간의 기쁨은 너무나 크다. 몇 년의 시간동안 진행하던 치아 교정 기간이 끝나고 느끼는 후련한 기쁨은 어디에도 비할 수 없다. 교정이 끝난 환자들의 표정을 보면 치과의사로서 뿌듯함을 느낀다. 그러나 가지런해진 예쁜 치아를 보고 만족하는 것도 잠시, 블랙트라이앵글 때문에 속상해 한다면 정말 안타까운 일이다.

　그래서 다시 한 번 강조하지만 모든 환자들이 치아 교정 기간 동안 양치질 관리를 꼼꼼하게, 두 번 세 번 하길 당부한다. 또 치아 교정기를 떼고서 그동안 부족했던 양치질로 발생하는 충치 치료를 시작하는 일도 없었으면 좋겠다.

치아 교정기를 뗀 날의 기쁨을 그대로 간직하며 지내길 바란다. 조금 더 바란다면 치아 미백까지 받고 그야말로 가지런하고 눈부신 무결점의 치아로 환한 미소를 짓기를 바란다.

부디 치아 교정 기간에 관리를 잘 하기를. 적절하고도 올바른 양치질법으로 관리를 하기 바란다. 교정 칫솔, 치간 칫솔, 어금니 칫솔까지 세 가지 종류의 칫솔을 가지고 다니며 식후 3분 이내로 양치질하기를 바란다.

이 시릴까봐
라미네이트를 못한다고요

자주 받는 질문에 '라미네이트 하면 이 많이 시려요?'라고 묻는 사람들이 많다. 라미네이트는 하고 싶은데, 이가 시릴까봐 고민하는 마음은 충분히 이해된다.

라미네이트할 때 이가 시린 원인은 라미네이트 치료를 할 때에 치아 삭제를 하기 때문이다. 그러나 치아 삭제를 거의 안하거나 아예 안 해도 이가 시릴 수 있다. 바로 잇몸이 약하면 이가 시릴 수 있다.

잇몸이 약하거나 염증이 있을 때, 잇몸이 내려가 치아 뿌리 부분이 노출되면 이가 시릴 수 있다. 치아 뿌리 부분의 시멘텀이 차거나 뜨거운 열 자극에 예민하게 반응하기 때문이다.

아픔에 대한 역치, 즉 아픔을 느끼는 정도가 개인마다 다르기 때문에 어떤 사람들은 라미네이트가 끝나고 유난히 이 시림을 호소한다. 물론 약간 둔감하거나 아픔에 대한 역치가 높은 사람들은 이 시림을 거의 못 느끼기도 한다.

실제로 라미네이트 치료를 할 때 치아 삭제를 많이 하게 되면 이 시림이 올 수 있다. 솔직히 말하자면 라미네이트는 아무리 치아 삭제를 최소화 하려고 노력해도 어쩔 수 없이 약간의 치아 삭제는 하게 된다. 최근에는 무삭제 라미네이트라고 광고가 많아져서 많은 사람들이 실제로 무삭제인지를 궁금해 한다.

하지만 완전한 무삭제 라미네이트는 거의 불가능에 가깝다. 물론 치아가 '아주' 가지런한 상태에서 단지 치아의 색상 변경 때문에 하는 것이라면 치아 삭제 없이 할 수도 있다.

그렇지만 치아가 '아주' 가지런한 사람은 드물다. '아주' 가지런한 사람이라면 자기 치아에 불만이 없을 뿐더러 애초에 라미네이트를 하러 치과에 오지 않을 것이다. 불만이 있더라도 치아

색상 정도이지 않을까? 그때는 아주 심한 반상치가 아니라면 대부분 치아 미백만으로 해결이 가능하다.

잇몸 라인을 정확히 맞추고 예쁜 모양의 치아를 만들기 위해서는 아주 극소량이라도 치아 삭제가 들어간다. 물론 이에 반대하는 주장인 치아 삭제를 전혀 하지 않는다는 주장을 하는 치과도 있을 수 있다. 하지만 필자는 28년차 치과의사로서 과연 0.1mm의 치아 삭제 없이 예쁜 무삭제 라미네이트를 할 수 있는지 의문이 든다.

환자가 만족한다면 더 이상 말이 필요 없겠지만, 대부분 라미네이트를 하는 김에 치아 모양까지 어려보이고 가지런하며 예쁜 모양이 되길 원한다. 이럴 때에 치아 삭제를 하게 되는 것이다. 가지런하지 않은, 바른 치열에서 많이 벗어나 있는 치아일수록 치아 삭제를 많이 하게 된다.

심한 경우 치아 신경치료까지 할 때도 있다. 치열이 많이 불규칙한데다 치아 삭제를 하는 부분이 치아 신경과 가깝거나 치아 신경이 지나가는 부위라면 신경치료를 한다. 치아 신경치료를 하게 되면 그때부터는 라미네이트가 아닌 치아 전체를 고루 깎고 씌우는 크라운을 하게 된다.

일단 치아 신경치료를 받게 되면 이 시림은 없다. 잠깐의 적응 기간은 필요할 수 있지만 일단 신경치료를 받은 치아에 이 시림은 없다. 이가 안 시리다는 점에서는 좋지만 일단은 신경치료를 한다는 점이 안타까운 일이다. 누가 뭐래도 자연 치아로 사는게 가장 좋으니까. 그래서 신경을 뚫을 정도가 아니라면 대부분 신경치료를 안 한다.

신경 가까운 부위에 신경을 진정시키는 약제를 도포하고 라미네이트를 진행하기도 한다. 이때 가장 필요한 것은 환자의 인내심이다. 적게는 일주일, 길게는 6개월에서 1년까지도 이 시림이 있을 수 있기 때문이다.

하지만 시간이 약이라고... 특별한 일이 없다면 1년쯤이 지나면 이 시림은 진정이 된다. 너무 두려워하지 않아도 된다. 이 시림이 1년 내내 지속되는 게 아니고 시간이 흐르면서 서서히 줄어들기 때문이다.

이가 시린 정도의 크기가 처음엔 바위 같던 것이 자갈 같다가 점점 모래처럼 줄어든다. 나중엔 먼지가 되어 없어지듯이 이 시림도 결국엔 없어진다. 한 가지 유의할 점은 이 기간 내에 라미네이트 한 치아에 자극은 절대 금지다.

라미네이트 후 지속되는 이 시림이나 통증을 호소하는 환자들의 공통점이 있는데, 자신도 모르는 사이에 지속적으로 시린 치아를 끊임없이 자극하고 있는 것이다.

'원장님, 이가 너무 시려 견딜 수 없어요. 어떡하죠?'
이런 질문을 하는 환자들 대부분이 의사에게 물어보는 그 순간에도 끊임없이 치아를 자극하고 있다. 혀로 치아를 끊임없이 밀고 자극한다. 또는 입술을 계속 오므리거나 손으로 앞니를 툭툭 치거나 하며 끊임없이 자극한다. 치과의사 앞에서도 그러는데, 혼자 있을 때에는 얼마나 치아를 자극해왔는지 충분히 짐작이 간다.

치료를 막 마친 치아를 자극하는 행위는 자살행위와 같다. 예를 들어 손이 칼에 베어 이제 막 꿰매고 치료했는데, 계속 그 부위를 벌리고 누르고 당기는 것과 같은 행동이다. 이상하리 만치 사람들은 치아 치료 후 모든 게 완료되었다 생각하며 완전무

결해야 한다고 생각하는 경향이 있다.

　다른 모든 신체 조직과 마찬가지로 치아 역시 치료 후 아물 시간을 줘야 한다. 그러니 라미네이트 치료가 끝난 직후의 치아는 건들지 말자. 절대로 혀나 손으로 라미네이트 한 치아를 자극하지 말자. 대신에 양치질은 꼼꼼히 신경 써서 하자.

　치아와 잇몸 사이 경계 부위를 미지근한 물과 치약을 사용하여 회전법으로 신경 써서 양치질하기를 바란다. 잇몸 부분 역시 올바른 방법으로 마사지하듯이 양치질하는 것도 게을리 하지 말아야 한다.

　라미네이트 후 이가 시린 것은 일시적일 때가 많고 지나가는 아픔이니 너무 걱정하지 않아도 된다. 오히려 너무 걱정하고 스트레스를 받으면 잇몸이 망가져 이 시림이 더 심해질 수 있다. 잇몸은 민감한 부위다. 스트레스, 불면증, 영양 부족에 아주 민감하다. 그러니 이러저런 걱정하지 말고 양치질로 잇몸 관리를 잘 하길 바란다.

　필자는 라미네이트 치료를 권장하는 편은 아니다. 그러나 스튜어디스나 연예인들처럼 남에게 많이 보이는 직업의 사람들에게는 라미네이트가 필요하다.

그리고 당부하고 싶은 것은 라미네이트 후 이 시림은 일시적이고 지나가는 아픔이니 그리 두려워하지 말고 양치질을 열심히 해서 치아와 잇몸 관리를 잘 하길 바란다.

라미네이트는
해로운 치료일까

라미네이트가 과연 해로운 치료인지를 묻곤 한다. 치과의사가 된지 28년차지만 이 질문엔 언제나 '예스 또는 노'라는 두 가지 대답을 한다.

라미네이트는 그동안 충분히 비난 받아왔다. SNS나 언론에 라미네이트 치료에 돌을 던지는 의견은 넘치고 많아 다들 잘 알 것이다. 그럼에도 불구하고 라미네이트라는 치료가 아직 치과에서 행해지고 있고, 필요로 하는 환자가 아주 많다는 게 신기할 정도다.

'왜 내가 멀쩡한 앞니를 깎았을까?'

'왜 내가 그 치과의사를 만나 라미네이트를 하게 되었을까?'

'난 딱 앞니 하나만 하려 했는데 그 치과에서 6개나 깎았지 뭐야?'

대부분 라미네이트를 하기 전 자기 치아의 상태나 심리 상태가 어떠했는지는 잊어버리고 남 탓을 하기 바쁘다. 치아에 콤플렉스가 있어 마음껏 웃지 못했던 과거는 깨끗이 잊어버리고 말이다. 충분히 이해한다. '개구리 올챙이 적 생각 못한다.'는 속담도 있으니까. 내가 이 말을 하면 얼마나 많은 사람들의 반론과 항의(?)를 받을지 안다.

수년간 라미네이트는 치과계의 뜨거운 감자 같은 존재였다. 사실 라미네이트만 안 해도 치과의사는 욕 얻어먹을 일 없이 편히 살아갈 것이다. 아주 양심적인 치과의사라는 타이틀을 달고서 말이다. 라미네이트를 누가 치과에 억지로 끌고 가서 한 것인 양 온갖 원망을 받기도 한다.

치과에서 라미네이트만큼 악명 높은 치료는 없다. 앞니에 불만이 있어서 환자는 치과에서 치료를 받을 것이다. 가장 안 좋은 경우가 환자 생각엔 딱 한 개의 치아만 라미네이트하면 예뻐질 것 같은데 치과의사가 진단하기에는 치아 배열상 하나의 치아만 라미네이트를 하면 색과 모양이 대칭을 못 이룰 것 같아 두 개를 권할 때다.

심미적이라는 것, 예쁘다는 것의 미의 기준은 좌우가 반듯하게 대칭을 이루는 것이다. 왼쪽이 휜 코를 성형외과에서는 코 모양이 대칭을 이루어야 하니 휜 왼쪽 코만 만지는 것이 아닌 좌우 코를 다 만지는 수술을 할 것이다.

성형외과에서 코나 얼굴을 깎는 수술을 하여 좌우 비대칭을 균형 있게 맞추어도 성형외과 의사는 원망의 소리를 듣지 않는다. 그런데 치과의사는 좌우 치아를 깎아 라미네이트를 해 좌우 비대칭을 개선하면 백이면 백 무조건 원망의 소리를 듣는다.

좌우 대칭을 맞추기 위해 양쪽 치아의 라미네이트를 권했다는 이유만으로도 충분히 욕먹는다. 그래서 환자가 원하는 대로 하나의 치아만 치료하여 좌우 비대칭이 된 채로 치아 치료가 끝나도 치과의사는 원망의 소리를 피할 수 없다. 의사가 좌우 대칭 하나 못 맞추는 아주 실력 없는 의사라고 말이다.

아무튼 다양한 상황과 이유로 라미네이트를 치료해 준 치과의사는 원망을 듣는다. 좌우 비대칭 케이스가 아니어도 라미네이트 치료를 해준 후 좋은 소리를 듣는 경우는 드물다.

라미네이트로 예쁘고 가지런한 치아를 얻게 되면 환자는 착각에 빠진다. 자신의 치아가 원래부터 예뻤다는 생각을 한다. 그래서 자신이 치과에서 과잉진료를 받은 것이 아닌지 의심이 든다. 왜냐하면 자신의 치아는 예뻤는데 치과의 과한 권유로 앞니 깎는 고통을 받았다고 우긴다.

필자는 이런 경험을 많이 듣고 보았기 때문에 치료 전에 라미네이트의 장점과 단점을 확실하게 설명해 준다. 환자의 생각대로 딱 한 개의 치아만 라미네이트를 하고나면 좌우대칭이 안 맞을 수 있다. 하지만 두 개로 좌우 대칭을 맞추면 손대야 하는 치아 개수가 늘어나서 억울한 생각이 들 수 있다. 그러니 잘 생각해보라며 판단의 공을 넘긴다.

제일 좋은 건 라미네이트 치료를 하지 않는 것이다. 필자도 웬만하면 자기 치아의 모양대로 살아가기를 권한다. 그렇지만 자기 치아 모양대로 살아가는 게 고통인 사람도 있다. 유난히 앞니가 돌출되고 커서 치아 교정으로 어느 정도 돌출감은 줄게 했어도, 앞니 사이즈 자체가 큰 사람이 있다. 드세 보이는 느낌은 있지만 '뭐 어때?'하며 그냥 살아가도 불편은 없다. 멀쩡한 내 앞니를 깎거나 신경치료의 아픔을 겪느니 조금은 아쉬운 마음으로 살아가는 것이다.

왜소치의 경우는 어떤가? 앞니가 작아 소심해보이거나 옹졸해 보일 수 있다. 역시나 사는 데에 지장은 없다. 다만 활짝 웃지 못해 아쉬울 수는 있다. 치아가 콤플렉스로 남아 일평생 활짝 웃지 못하다 보면 대인 관계에 자신감이 떨어질 수 있다. 치아 때문에 성격까지 변하는 것이다.

입을 가리고 웃는 사람과 입을 크게 벌리며 하얀 치아를 한껏 드러내며 웃는 사람을 상상해보자. 전자는 소심해 보이고, 후자는 활발하고 사교적인 느낌으로 다가온다. 어쩌면 그런 첫 인상의 차이 때문에 성격이 변할 수 있다.

입을 크게 벌리고 치아가 보이게 크게 웃고 말하는 사람은 뭔가 더 재미나고 유쾌한 사람처럼 보인다. 반대로, 입을 가리며 앞니를 보여주지 않으려고 입을 오므리고 말을 하는 사람은 수

줍거나 소심하게 보인다.

실제로 앞니에 콤플렉스가 있는 사람은 평생 입술을 오므리고 웃고 말하는 습관이 있다. 윗입술을 최대한 아래로 내리고 입꼬리도 내리며 온 얼굴의 표정 근육이 그렇게 굳어 버린다. 그래서 앞니 콤플렉스를 치아 교정이나 라미네이트 치료로 해소한 후에도 얼굴 표정 근육은 굳어 있다. 그래서 라미네이트 이후에도 상당 기간의 미소 훈련이 필요하다.

사람은 주변 사람의 기대대로 행동하는 성향이 있다. 주변 사람들이 생각하는 대로 예의 바르고 잘 웃는 사람이 되는 것이다. 그런데 왜소치 하나 때문에 성격이 바뀌고 인생이 바뀌면 억울함을 지울 수 없다.

결국 라미네이트는 어떤 이에게는 꼭 필요한 치료인 것이다. 치아 하나로 자신감과 자존감이 올라간다면 치료 그 이상이라고 생각한다. 하지만 쓸데없이 치과에 속아 라미네이트를 하게 되었다고 후회하는 사람들에게는 해로운 치료일 뿐이다.

'지금 내게 라미네이트가 꼭 필요한가?'

라미네이트를 결정하기 전에 다시 한 번 생각해보길 권한다. 왜냐하면 라미네이트의 필요 여부는 지극히 주관적이기 때문이다. 남들이 보기엔 멀쩡한 치아지만 1mm 차이의 미세한 불만 때문에 환자 본인은 평생 콤플렉스를 안고 살아갈 수 있다. 반대로 누가 봐도 라미네이트 치료가 필요할 정도의 치아지만 본인은 전혀 사는 데에 지장을 못 느낄 수 있다.

오늘도 나는 진료실에서 묻는다.

'다시 한 번 더 생각해보세요. 라미네이트 꼭 하고 싶은지...'

라미네이트 하면
결국 치아를 뽑는다구요

◆　　　라미네이트를 해본 사람이라면 누구나 한번쯤은
생각할 것이다.

'이러다 내 앞니 다 뽑는 거 아냐?'

특히 라미네이트를 하려 했으나 크라운으로 치료 계획을 변
경한 경우라면 더할 것이다. 이러한 치료 계획 변경은 치아가 많
이 비뚠 경우다.

치아가 정상적인 악궁의 모양에서 많이 벗어나 있다면 대부
분의 환자들은 그 모양과 위치가 가지런해지기를 원한다. 그래서
라미네이트보다는 크라운을 하게 되는 것이다. 쉽게 말해 뻐드렁
니라면 라미네이트를 하게 된다. 또 치아 사이즈를 줄이려 할 때

에 크라운을 하게 된다.

치아의 크기가 정상보다 커서 드세 보이면 환자들은 작아지기를 원한다. 이때에 치아 크기를 줄이면 이전 인상에 비해 단아하고 고귀한 이미지를 갖게 되어 환자 만족도가 높아진다.

물론 치아 배열이나 크기의 변형을 원하지 않을 때도 있다. 부자들은 자신의 현재 얼굴이나 치아 모양을 유지해야 자신의 부를 유지한다고 믿기도 한다.

예전에 외국의 큰 부자 재벌인 환자의 깨진 앞니를 치료해드리다 깜짝 놀란 적 있다. 그 환자의 앞니가 비뚤어져 있기에 깨진 부위를 레진으로 때우면서 원래 비뚠 치아를 바르게 변경하였다. 그랬더니 환자가 막 화를 내는 것이었다. 정말 난감했다. 보통 대부분의 환자들은 예쁜 앞니로 만들어달라고 치과를 내원하기 때문이다. 하지만 이 환자는 자신의 부자 관상을 유지해야 한다고 믿으며 치아 하나도 교정하거나 치료하지 않는 것이었다. 결국 그 환자의 원래 앞니 모양으로 되돌려 주었다.

꼭 부자가 아니라도 가끔 그런 환자들이 있다. 자신의 치아 모양 그대로 유지하고 싶어 하는 사람들인데, 주로 연세가 많으신 분들 중에 이런 분들이 있다.

특별한 이유를 제외하고 많은 사람들이 앞니를 고르게 만들고자 라미네이트 치료를 원한다. 일부 치아 삭제가 있을 거라는 걸 알면서도 라미네이트 치료를 선택한다. 예뻐지기 위해서라면 약간의 고통은 감수하겠다는 의지의 표명이다.

하지만 앞니를 죄다 뽑게 될지도 모른다는 공포. 이 공포심만은 어쩔 수 없다. 이건 겪어보지 못한 사람은 알 수 없는 공포다. 앞니를 깎아본 사람만이 알 수 있는 으스스한 공포. 특히 라미네이트나 크라운 치료를 할 때 거울로 자신의 치아를 확인하고 나면 대부분 충격을 받는다.

물론 대부분의 치과의사는 치아 삭제량을 환자에게 보여주고 싶어 하지 않는다. 환자가 알면 충격을 받기 때문이다. 상대적으로 어금니 치료를 위한 어금니 삭제에 대해서는 민감해 하지 않는다. 거의 신경 쓰지도 않는다. 그런데 유독 앞니 삭제량에 대해서는 민감해 한다.

일단 앞니를 깎은 모습이 충격적이기 때문이다. 머리로 생각하기에는 감당이 되는 삭제량인데, 막상 눈으로 보면 충격이 이만저만 아니다. 대부분의 치과의사는 라미네이트 시술 전에 예상되는 치아 삭제량을 환자에게 이야기해서 환자도 이미 알고 있고, 그 점에 관해 동의서까지 작성한 후 치료를 시작한다.

그럼에도 불구하고 막상 앞니 깎은 상태를 눈으로 보면 충격 그 자체다. 치아를 최대한 안 깎고 모양이 나오면 좋을 것이다. 그러나 그게 가능하지 않은 치료가 라미네이트이다.

치아를 다 뽑을지 모른다는 공포심은 크라운 부분의 삭제량 때문에 생긴다. 하지만 이걸 기억해야 한다. 치아는 눈에 보이는 게 다가 아니라는 것. 사실 치아는 우리 눈에 보이는 부위보다 안 보이는 부위가 더 크다. 바로 잇몸 속에 있는 치아 뿌리Root가 머리 부분Crown보다 더 크고 중요하다.

치아의 구조는 다음과 같다.
그림(166쪽 그림 참고)을 보면 치아는 머리 부분보다는 뿌리 부분이 더 중요하다는 것을 바로 알아차릴 수 있다. 사실 치아 머리 부분이 썩으면 치료하면 그만이다. 하지만 뿌리 부분이 썩거나

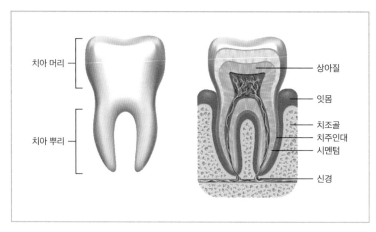

치아의 구조

뿌리 주위에 염증이 생기면 발치까지 가게 된다.

치아 머리 부분의 삭제량은 치아 수명에 큰 영향을 미친다고 말할 수는 없다. 그래서 라미네이트 할 때의 치아 삭제량은 치아 수명과는 전혀 상관없다. 환자 생각에는 엄청난 치아 삭제를 한 것 같고 그로 인해 치아를 곧 뽑게 될 것 같지만 실상은 그렇지 않다는 것이다. 치아 뿌리까지 포함한 치아 전체 면적을 감안한다면 라미네이트 할 때의 치아 삭제량은 그리 많은 양이 아니다.

쌍꺼풀 수술을 할 때 눈 위 피부 절개를 1.2mm 정도 한다고 눈을 뽑지는 않는다. 라미네이트도 마찬가지다. 발치는 라미네이트가 문제가 아니라 치아 관리를 잘 하지 못하면 언제라도 발생할 수 있는 일이다. 충치나 풍치가 심하게 오면 치아를 뽑는 것이지 라미네이트 치료 자체가 발치의 원인은 아니라는 이야기다. 그러니 라미네이트 치료를 마친 후 치아 발치의 공포에 시달리지 않았으면 좋겠다.

라미네이트 부작용은 크게 세 가지로 요약할 수 있다. 첫째 파절, 둘째 탈락, 셋째 잇몸 염증이다.

첫째, 파절은 라미네이트 자체가 깨지는 현상이다. 돌이나 쇠 젓가락 같은 딱딱한 것을 씹었을 때 파절이 일어난다. 이때는 라미네이트를 새로 제작하면 된다. 가끔 라미네이트가 깨질 때 치아도 함께 깨질 때가 있는데 이때도 치아 머리 부분만 깨지면 기둥을 씌워 크라운을 하기도 한다. 하지만 치아 뿌리 부분까지 세로로 금이 가는 경우는 치아를 뽑게 된다. 이런 일은 드물게 일어나니 크게 걱정할 일은 아니다.

둘째, 탈락은 교합이 부적절하거나 씹는 힘에 의해 일어난다. 아주 딱딱한 것을 씹지 않아도 과도하게 앞니를 사용하지 않아도 라미네이트는 떨어질 수 있다. 이갈이가 있거나 습관적으로 이를

'악' 무는 습관이 있다면 라미네이트 탈락은 빈번히 일어난다.

예전 나의 환자 중에는 이유를 알 수 없는데 라미네이트 탈락이 일어난 경우가 있다. 환자의 생활습관을 꼼꼼히 따져보니 어이없게도 매일 밤 엎드려 자는 습관이 있었다.

'낙숫물에 돌이 뚫린다.'는 옛말이 있다. 별일 아닌 것처럼 느껴지는 습관도 자칫 지속적인 힘으로 작용하여 라미네이트 탈락을 만들 수 있다. 물론 정상교합이고 이상한 저작 습관만 없다면 라미네이트 탈락은 충분히 예방할 수 있다.

셋째, 잇몸 염증이 일어나는 경우다. 라미네이트를 한 환자들의 공통적인 특징이 있다. 라미네이트를 하고 나면 갑자기 양치질을 너무 살살 한다. 본능적으로 라미네이트가 떨어질까 봐 겁이 나는 것이다. 회전법으로 올바르게 양치질한다면 칫솔질에 의해서 라미네이트가 떨어지는 일은 없다. 특히 라미네이트를 하고 양치질을 주변 잇몸까지 잘 해주어야 잇몸 염증이 생기는 걸 막을 수 있다.

일단 잇몸 염증이 생기면 반드시 잇몸 치료를 받아야 한다.

많은 환자가 잇몸 염증이 생겼는지 스스로 인지하지 못하는 경우가 많다. 그러므로 라미네이트를 한 후에 정기적인 치과 검진은 필수다.

라미네이트 부작용 세 가지는 충분히 예방할 수 있다. 거의 많은 치료가 그러하듯이 의사의 지시에 따라 사후 관리를 잘하면 별다른 부작용 없이 예쁜 라미네이트 치아를 유지할 수 있다.

이수진 원장이
알려주는
치아 상식

신경치료 후 아파요

치아의 신경구조는 단순하지가 않고 치아 신경이 상아질을 향해 가지를 뻗는 구조다. 아무리 정교하게 신경치료가 마무리 되었다고 해도 아무는 기간이 필요하다. 치아 내부의 신경은 치아 외부를 둘러싼 치주인대와 소통을 하는 구조다. 신경치료 하기 이전에는 이러한 자연스러운 치아 내부 신경과 치주인대의 연결이 있다.

그런데 치아 신경치료를 완료한 후에는 치아 내부의 신경을 다 제거하고 치아 외부를 둘러싼 치주인대와의 연결이 끊어진 구조로 바뀐다. 치주인대에는 음식을 씹을 때나 치아를 건드릴 때에 느낄 수 있는 신경이 들어있는 구조다. 그러므로 치아 신경치료를 끝마쳤다 해도 치주인대의 신경은 살아있는 것이다.

치주인대와 치아 내부 신경과의 흐름이 끊긴 상태에서 적응 기간이 필요하다. 이때 치주인대가 건강하다면 신경치료 이후 적응기간은 짧다. 하지만 잇몸의 염증이 있거나 치주인대가 건강하지 않다면 신경치료를 끝마쳐도 치아는 둔한 통증을 느낄 수 있다. 물론 신경치료 이전보다는 그 통증은 덜하나 약간의 욱신거리고 둔탁한 느낌이 들 수 있다.

흔히 신경치료 후 적응기간은 6개월에서 1년까지도 갈 수 있다. 이는 통증에 예민한 사람의 경우다. 통증에 관한한 개인차는 크다. 흔히 말하는 통증에 대한 역치의 개인차가 있다. 통증에 대한 역치란 똑같은 강도로 맞았을 때에 그 아픔을 느끼는 정도가 개인마다 다름을 의미한다. 특히 신경치료 후 느끼는 예민함의 정도 차이는 크다.

신경치료를 마친 후에 바로 아무렇지도 않게 음식을 잘 먹는 사람도 있다. 하지만 1년 가까이 둔한 통증 때문에 그 치아로 음식을 잘 못 먹는 사람도 있다.

치과의사인 나도 약 20년 전에 신경치료를 받았었다. 나도 꽤 예민한 편이라 신경치료 후 둔한 통증이 약 1년 가까이 계속되었다. 왠지 옆 치아와는 다른 느낌, 혀를 대보면 이상하게 느껴졌다. 뭐라 또렷이 말할 수 없는 이상한 통증이 있었다.

내가 이러한 둔한 통증을 신경치료 후 1년 가까이 느꼈기 때문에 환자들이 호소하는 신경치료 후 둔한 통증이 어떤 건지 너무나 잘 안다.

'이거 신경치료가 잘못된 거 아닌가?'
'신경치료를 다시 해야 하는 것은 아닌가?'
'더 큰 대학병원에 가서 알아봐야 하는 것은 아닌가?'

별의별 생각이 다 든다. 하지만 사람의 몸이란 치료를 마친 후에 아무는 기간이 필요하다. 특히 심하게 병을 앓고 난 후에는 그 아무는 기간이 더 길게 필요하다. 치아도 마찬가지다.

예를 들어 다리에 깁스를 3개월간 하고 다니다가 풀었다고 생각해보자. 필자는 발목 인대가 끊어져서 3개월간 깁스를 한 적이 있다. 그래서 깁스를 풀고 나면 바로 잘 걸어 다니고 뛸 수 있을 거라 생각했다. 하지만 웬걸... 뛰어다니기는커녕 잘 걷고 서기 조차 힘들었다. 3개월간 사용하지 않은 다리의 근육과 인대가 깁스를 풀고 오롯이 혼자 힘으로 일어서고 걷기까지 적응기간이 필요했다.

마찬가지로 치아도 신경치료 후 제대로 씹기까지의 적응기간이 필요하다. 필자가 굳이 다리 깁스의 경험담을 이야기 하는 것은 치아 신경치료 이후와 매우 유사하기 때문이다. 그래서 치아 신경치료 후의 둔통은 사람이니까 몸이 아무는 기간이라 생각하고 이해하기 바란다.

필요하면 진통제를 먹고 양치질은 회전법으로 올바르게 하며 유동식을 먹으며 그 기간을 견뎌야 한다. 깍두기나 열무김치, 나물 같은 딱딱하고 질긴 음식을 피해야 한다. 시간이 지나면 저절로 아물고 좋아진다.

그런데 많은 경우 환자들이 그 기간을 잘 견디지 못 한다. 여기저기 치과를 다니며 알아보거나 대학병원에 가서 다시 치료를 받기도 한다. 재치료를 받고 나서 다 나았다고 말하는 환자도 있다. 하지만 재치료로 나았다기 보다는 첫 번째 신경치료 후 아물 때가 되어서 혹은 적응기간을 충분히 지났기에 괜찮아진 경우가 꽤 많다.

첫 번째 신경치료를 마친 후 여기저기 알아보고 재치료를 받으면서 시간이 그만큼 흐른 것이다. 가만히 의사의 지시에 따라 유동식을 먹으며 너무 차갑거나 뜨거운 온도 자극을 피하며 기다리면 해결될 텐데 괜히 여기저기 돌아다니며 몸 고생 마음고생을 한 것이다.

　당부하고 싶은 것은 제발 첫 번째 신경치료 이후 자신을 치료한 치과의사를 믿고 조금만 기다리자는 것이다. 음식을 조심히 먹고 미지근한 물로 양치질을 제대로 하면서 말이다. 치과치료 이후 발생하는 많은 아픔들이 대부분 그렇다. 시간이 흐르면 저절로 해결되는 지나가는 아픔이 많다.

　그런데 대부분의 환자들은 이 시기를 잘 지내지 못하고 안달복달하며 손톱으로 치아를 두들기거나 일부러 딱딱한 음식을 먹으며 치아를 테스트 해본다. 내 치아가 제대로 치료가 된 건지 잔뜩 의심하며 말이다.

　그저 마음 편히 먹고 잠도 잘 자고 충분한 휴식을 취하면 웬만한 통증은 줄어든다. 잘 치료된 치아는 잘 아물기 마련이다.

　신뢰가 없는 불신은 사람을 아프게 만든다. 유독 치과에 오
는 환자들은 치아만 아픈 게 아니라 마음이 아픈 경우가 많다. 그
저 자신을 치료해주는 치과의사를 믿고 의사의 지시에 따라 치
료하고 주의사항을 지킨다면 잘 아물게 되어 있다.
　잊지 말자. 모든 치료 후에는 아무는 기간이 필요하다. 사람
몸은 기계가 아니다. 치아도 아무는 기간이 필요하다.

　치아는 언제나 씹고 말하고 기능하는 기관이기 때문에 적응
기간이 오래 걸릴 수 있다. 이러한 상황을 잘 이해하여 신경치료
후 아프다고 안달복달하는 마음고생을 덜 하기 바란다.

인레이 했는데 시려요

인레이란 치아가 썩은 부분을 제거하고 때우는 치료다. 예전에는 골드 인레이를 많이 했었다. 골드 인레이란 말 그대로 금 함량이 높은 재료다. 금속이기 때문에 열전도율이 높다. 충치 부위가 넓어 얇은 부위를 골드 인레이를 하게 되면 높아진 열전도율 때문에 인레이 이후 시린 증상이 있다. 이는 세렉 인레이를 하고 나서도 마찬가지다.

그렇다면 세렉 인레이는 도자기 계통의 재료인데 왜 시릴까? 이 또한 환자들의 의문점 중의 하나일 것이다. 충치가 깊은 경우 제거를 하면 치아 신경 가까운 곳까지 충치를 긁어내는 경우가 있다. 이때 치아 신경 가까운 곳에는 글래스 아이노머와 같은 베이스를 깐다. 치아 신경은 외부를 향해 가지를 뻗기 때문에 베이스를 깔았다 하더라도 한동안 시릴 수 있다.

그런데 믿을 수 없는 일이 일어난다. 대부분 환자들이 '인레이 했는데 시려요.'라고 해서 치아를 자세히 검사해보면 인레이 때운 데가 시린 경우는 거의 없다. 즉 베이스를 제대로 깔고 인레이로 때우면 그 부위가 시리거나 문제가 되지 않는다.

인레이를 하고 나면 대부분 치과에서는 앞으로 양치를 잘 하라는 주의를 준다. 환자 역시 '내가 양치를 잘 못해서 이가 썩었지.'라고 생각을 한다. 그래서 인레이 이후 환자들은 갑자기 그 부위에 양치질을 잘하게 된다. 인레이를 한 교합면뿐만 아니라 치경부까지 갑자기 양치질을 잘하기 시작한다.

그런데 인레이 치료가 막 끝난 치아는 한껏 예민해져 있기 마련이다. 미지근한 물로 조심스레 양치질을 해야 한다. 양치질 방법도 회전법으로 올바르게 해야 한다. 말이 회전법이지 이를 잘 지켜 제대로 된 방향과 세기로 하는 사람들은 거의 없다. 물론 치과에서는 회전법으로 양치질을 올바르게 하는 방법을 잘 가르처 줄 것이다.

　하지만 알고 배우는 것과 제대로 실천하는 것의 차이는 있다. 양치질 방법에도 문제가 생겨 이 시림이 올 수 있다. 갑자기 양치질을 열심히 하는 경우 인레이 한 치아뿐만 아니라 그 옆 치아까지 갑자기 열심히 닦게 된다. 그러면 어떤 결과가 올까?

　만일 조금이라도 치경부 마모증이 있다면 인레이 한 치아와 옆 치아가 동시에 시려진다. 전에 없던 강렬한 이 시림이 오면 환자들은 당황한다. 여기서 치경부란 치아와 잇몸 사이 치아 뿌리 부분을 말한다. 회전법이 아닌 바스법으로 양치질을 한다거나 옆으로 세게 양치질을 하면 치경부 마모증, 치경부 이 시림은 심해진다.

　인레이 후 갑자기 이 시림이 심해졌다면 올바르지 못한 양치질이 원인일 수 있다. 물론 치경부 마모증이 없는 사람도 이 시림이 올 수 있다. 인레이 이전에는 신경도 안 쓰고 제대로 닦지 못 했던 치경부를 갑자기 닦게 되면 일시적인 이 시림도 발생할 수 있다. 이는 추운 날 옷을 벗으면 추워지는 것과 같은 원리다.

평소에 제대로 닦지 못 했던 치경부가 플라그로 덮여 있다가 양치질로 인해 그 플라그가 제거되면서 시린 것이다. 플라그란 우리가 먹은 음식물 찌꺼기와 기존의 입안에 있던 세균이 뭉쳐 진 것이다. 플라그가 제 때에 제거되지 않으면 딱딱해져 치석이 된다. 치석은 양치질로는 제거되지 않는다. 오로지 스케일링으로만 제거가 된다.

결론을 말하자면 인레이 이후 시린 원인은 인레이 한 교합면이 아니라 치경부가 원인인 경우가 대부분이다. 인레이 한 부위가 시린 극소수라 하더라도 당장 인레이 한 게 잘못되었다고 판

단할 필요는 없다. 칼에 손이 베어 상처가 났더라도 그 부위를 잘 소독하고 병원에 가서 꿰매고 아무는 시간이 필요하다. 이때도 그 부위가 잘 꿰매졌나 의심을 하며 만지고 당기는 사람은 없다.

그런데 유독 인레이 후에는 치료가 잘 되었는지 의심하고 확인하려 든다. 일부러 혀로 건드려 보고 딱딱한 것을 씹어보면서 테스트를 한다. 그런 과정에서 치아 신경은 오히려 점점 더 예민해져서 견딜 수 없이 아파지는 것이다. 충치가 깊어서 인레이를 했다면 특히 더 그렇다.

그러므로 인레이 후에는 아물고 적응하는 기간을 충분히 가지자. 제발 딱딱하거나 질긴 음식은 피하고 깊거나 넓은 충치의 경우 6개월에서 1년까지도 이 시림이 발생할 수 있다는 것을 인지하자. 물론 이 적응기간 동안 내내 아프다면 큰 문제다.

계속 아프거나 충분히 딱딱한 음식을 피하는 등의 주의사항을 지켰음에도 아픔이 심해지면 신경치료를 해야 한다. 하지만 이 시림과 아픈 증상이 점점 줄어든다면 조심하며 기다리기를 권장한다.

처음에는 바위처럼 느껴지던 이 시림이 점점 줄어들면서 먼지처럼 사라지게 될 것이다. 인레이 후 이가 시릴 때에는 적응기간을 충분히 가지자. 물론 당장 못 견딜 정도의 심한 통증이라면 감염을 의심해볼 수 있겠지만 그런 경우는 극히 드물다.

미지근한 물로 살살 양치를 하면서 기다려보자. 그리고 올바른 회전법을 숙지하여 양치질을 제대로 하자.

임플란트가 흔들려요

시대가 바뀌어 이런 글을 쓰게 되다니 참으로 감격스럽다. 예전에 임플란트 시술을 한참 많이 하던 2007년도 당시에는 생각지도 못한 일이다. 우리나라에서 본격적으로 임플란트 치료를 많이 하기 시작한 시점은 2007년도다. 당시 필자의 병원 대기실엔 50~60대 어르신들이 발 디딜 틈 없이 꽉 차 계셨다. 게다가 임플란트 수술 예약은 연일 풀Full로 차 있었다.

나는 아침에 눈 뜨면 치과에 나가 해가 질 때까지 하루 종일 임플란트 수술을 했다. 그 당시의 통계를 보면 하루 평균 20개의 임플란트 수술을 했다. 그러나 그 다음에 닥칠 재앙을 환자도 나도 알지 못했다. 그 이전의 통계가 없었기 때문이다.

임플란트를 하여 새로운 인공 치아를 하는 것까지는 좋았다. 하지만 임플란트 이후 관리가 제대로 되지 않으면 부작용이 생긴다. 임플란트 시술의 역사가 짧은 상태였기 때문에 이에 미처 대처하지 못한 것이다. 임플란트가 흔들릴 거라는 생각을 미리 하지 못한 많은 환자들이 심하게 불만을 토로했다.

물론 필자는 임플란트 치료가 끝난 후 생길 수 있는 모든 가능성에 대해 자세히 적어 치료가 끝난 환자에게 전달했다. 그러한 노력에도 불구하고 환자들은 임플란트가 흔들리는 현상을 전혀 이해하지 못했다.

임플란트가 흔들리는 데에는 두 가지 원인이 있다. 하나는 나사 풀림이고 또 하나는 임플란트 주위염이다. 나사 풀림의 경우는 비교적 해결이 간단하다. 임플란트는 뿌리Fixture와 머리Crown로 이루어져 있다. 그런데 이 뿌리와 머리 사이를 연결하는 나사의 풀림이 가끔 발생한다. 이는 자주 쓰는 책상이나 의자에 비유할 수 있다. 많이 앉았다 일어나는 것을 반복하면 의자 연결 부분의 나사가 풀리는 것이다.

임플란트는 입안에서 끊임없이 사용되는 부위이기 때문에 한 번 측방압이 가해지면 나사가 슬슬 풀리기 시작한다. 또 나이가 들면서 잇몸이 안 좋아지면 전체적인 치아의 흔들림이 증가한다. 이럴 때에 교합이 변하여 임플란트에 측방압이 가해지기도 한다. 그러므로 가끔 치과 검진에서 임플란트 교합 체크를 받을 필요가 있다.

다른 원인인 임플란트 주위염에 대해서는 정말 할 말이 많다. 임플란트 수술을 받을 때는 보통 잘하는 치과를 알아본다. 그런데 막상 임플란트 치료가 끝나고 나면 정기검진을 받으러 오는 환자가 없다.

몇 년씩 내원하지 않아 임플란트 치아가 흔들려서 오는 사람들의 공통된 특징이 있다. 이제 임플란트 치료도 다 끝났으니 '다시는 치과 가고 싶지 않아.'라고 하면서 치과에 아예 발길을 끊는 것이다.

　간혹 스케일링을 받는다 해도 자신이 원래 수술을 받았던 치과까지 찾아가서 받지 않는다. 치과의사 입장에서 내가 하지 않은 임플란트 주변에 염증이 생기면 그 염증 조직을 긁어내는 치료를 환자에게 하기가 쉽지 않다.

　임플란트 주변 염증 즉 임플란트 주위염이 생기는 원인은 주로 위생불량인 경우가 많다. 그런데 환자들은 임플란트 주위염 치료를 받다가 임플란트가 빠지거나 염증이 낫지 않으면 치과의사 탓을 했다. 지금은 임플란트 치료 후에도 임플란트가 빠지거나 문제가 될 수 있다는 사실을 잘 알고 있지만 예전에는 그렇지 않았다.

　주변에 임플란트 한 사람들도 많지 않았고 임플란트 부작용에 대해서도 많이 들어보지 않았던 것이다. 그래서 임플란트가 흔들리거나 뽑히기라도 하면 치과에서 환자와 치과의사 간에 분쟁이 많았다. 이런 사회 분위기 때문에 치과의사들은 다른 치과의사가 수술한 임플란트 부위에 어떤 치료든지 간에 직접 하기를 꺼리는 분위기가 되었다.

환자 입장에서 제일 좋은 것은 임플란트 치료가 끝난 후 치료 받은 치과에 정기검진을 받는 것이다. 환자들이 임플란트 주위염이나 임플란트 나사 풀림에 대해 '있을 수 있는 현상이구나.' 하고 이해하고 받아주었으면 한다. 이러한 부작용은 치과의사의 잘못이 아닌 발생할 수도 있는 일이기 때문이다. 그런 인식이 확산되면 임플란트 수술을 받지 않은 치과에서라도 충분한 치료와 신속한 조치를 받을 수 있을 것이다.

자연 치아도 그렇지만 임플란트 역시 힘과 세균에 의해 망가진다. 이를 명심하고 지나치게 딱딱하거나 질긴 음식은 피하고 양치질은 식후 3분 내로 하자.

정기적인 치과 검진과 스케일링도 필수다. 임플란트는 인공 치아인 만큼 자연 치아보다 더 세심한 관리가 필요하다. 그러므로 임플란트가 흔들린다면 두려워하지 말고 치과에 방문하여 원인을 파악하고 치료를 받자.

스케일링 꼭 받아야 하나요

스케일링이란 치석을 제거하는 치료다. 치석이란 세균 덩어리가 굳어 딱딱하게 치아에 붙어있는 돌덩어리와 같은 존재다. 치아와 잇몸 사이의 포켓 부분에 치석이 계속 끼여 있으면 잇몸이 붓고 피가 난다. 이러한 만성염증 상태가 계속되면 언젠가는 이를 뽑는 지경까지 이른다.

사람들은 이가 많이 썩으면 이를 뽑고 임플란트를 하면 된다고 생각한다. 하지만 실제로는 이가 썩어서 임플란트를 하는 사람보다는 스케일링을 받지 않아서 임플란트를 하는 사람의 숫자가 훨씬 많다. 충치는 이가 썩으면 그 부분을 긁어내고 인레이나 크라운을 하여 살릴 수가 있다.

하지만 스케일링을 받지 않아 생기는 치주병 즉 잇몸 질환은 치아를 뽑게 한다. 치아를 둘러싼 치주인대가 풍치 균에 감염이 되면 치주인대는 넓어지고 느슨해진다. 느슨해진 치주인대는 치아를 흔들리게 만든다. 치주인대가 치아와 잇몸 뼈 사이에 연결 고리 같은 역할을 하는 것이다. 그러니 이 치주인대가 염증으로 인해 고장이 나면 치아가 흔들리게 되는 것이다.

1년에 한 번 꼬박꼬박 받는 스케일링만으로 이 무서운 잇몸병을 예방할 수 있다면 안 받을 이유가 하나도 없다. 그러니 이가 시리다는 둥의 핑계를 대며 스케일링을 피하지 말자. 이가 시리더라도 스케일링은 꼭 받아야 한다.

원래 이가 시린 사람도 있지만 스케일링을 받고 나서 이 시림이 올 수도 있다. 평생 치아 뿌리 부분에 꼭 붙어있던 치석이 제거되면 일시적으로 이 시림이 온다. 이때의 이 시림은 일시적이라서 미지근한 물로 양치질을 하며 이 기간을 견디기 바란다.

물론 치경부 마모증이나 충치가 있어도 이 시림이 올 수 있다. 이는 치료를 받아야 할 문제지 스케일링을 피할 일은 아니다. 그러니 1년에 한 번 나라에서 정해준 건강보험이 적용되는 스케일링은 꼭 챙겨서 받자. 건강보험이 적용된다는 것은 국민건강에 있어 정기적인 스케일링이 그만큼 중요하다는 이야기다. 우리나라 성인의 2/3는 잇몸병 즉 치주 질환 환자다. 잇몸병이 흔한 질병인 것이다. 그러니 남의 일이라고 생각하지 말고 자신의 몫은 챙기자. 그래야 나이 들어서 후회가 없다.

20대 때부터 매년 꼬박꼬박 스케일링을 받아온 사람과 50~60대가 되도록 스케일링 한 번 받지 않은 사람과의 차이는 크다. 잇몸 건강에 있어서 하늘과 땅 차이다.

80세가 다 되어도 치아가 건재하고 건강한 사람들은 전신이 건강하다. 반면 나이가 40대에 들어서면서 치아를 하나씩 잃기 시작한 사람들은 허약하다. 음식물을 잘 씹지 못 하고 영양섭취를 제대로 하지 못 하는 문제가 발생한다. 소화기관도 망가지고 당뇨, 고혈압, 심장 질환 같은 전신 질환도 많이 생긴다.

그러므로 치아 건강에 대해 저금하는 마음으로 꼬박꼬박 스케일링을 받자. 치아가 건강해야 신체도 건강해진다. 음식을 잘 씹지 못하면 우울해진다. 씹는 즐거움은 얼마나 큰가? 맛있게 음식을 잘 먹어야 행복해지고 덜 늙게 된다.

스케일링을 매년 받음으로 인해 얻을 수 있는 이득은 생각보다 크다. 그러니 스케일링을 꼭 받아야 하는지를 묻지 말고 그냥 받자.

소금으로 양치질하면 안 되나요

내가 오십 평생 살면서 가장 깜짝 놀랐던 것은 아직도 이 질문을 하는 사람들이 많기 때문이다. 왜 4차 산업혁명, AI가 거론되는 21세기에 시대를 역행하고자 하는 사람들이 이리 많은 것인지? 그것도 가장 중요한 오복 중에 하나인 치아 건강이 달린 문제를 두고 말이다. 소금으로 양치질하고 싶어 안달 난 사람들이 이리 많다니 실로 경악할 노릇이다.

'소금으로 양치질하면 안 되나요?'

이 우매한, 시대에 뒤떨어진 질문에 굳이 답을 하자면 'NO! NO! NO!'다. 아주 오랫동안 수많은 치약 제조사가 적절한 마모제를 넣어 인간을 위한 가장 좋은 치약을 만들어 왔다. 만일 소금으로 닦는 게 잇몸을 위한 최적의 솔루션이었다면, 뭐 하러 그 많은 과학자들이 치약을 만들었을까?

필자도 천연 유래 성분 치약을 제조하면서 수많은 시행착오를 겪으며 고민했었다. 연마제를 쓸 때에 침강탄산칼슘을 쓸 것이냐, 이산화규소를 쓸 것이냐 회의에 회의를 거듭하며 치약을 만들었다.

RDA 값 즉 비교상아질마모도Reantive Dentin Abration를 따져가며 정말 치열하게 연구한다. 치아 연마제와 상아질의 강도를 비교해서 연마제가 상아질을 얼마나 마모시킬 수 있는지를 측정하는 수치가 바로 RDA 값이다. RDA 값이 높을수록 연마력이 강하고 낮을수록 약하다.

치주 질환이나 치아 과민증이 있는 사람들은 RDA 값이 50 미만인 제품을 써야 한다. 이토록 치약을 만드는 입장에서는 연마제 함량, 그 마모도를 중요하게 여긴다. 자칫 치아 표면을 너무 갈아버리면 자칫 예민한 시멘텀이나 에나멜에 손상을 줄 수 있기 때문이다.

그런데 소금으로 양치질을 한다고? 정말이지 큰일 날 소리다. 치아 조직에 손상을 줄 뿐 아니라 치주 질환 환자에게는 그야말로 자살행위다. 잇몸에 염증이 있는데, 소금의 굵은 알갱이로 닦아대면 그야말로 잇몸에게는 재앙 그 이상이다. 잇몸 염증 조직이 소금 알갱이에 자극을 받아 염증이 심해진다. 약한 점막 조직에 가까운 잇몸에 소금을 사용한 양치는 그야말로 치명타를 준다.

예를 들어 눈병이 나서 염증을 가라앉히겠다고 소금으로 눈을 문지르면 어찌 되겠는가? 잇몸을 소금으로 문지르는 행위도 같은 이치다. 절대로 해서는 안 되는 행위다.

가끔 죽염은 괜찮지 않냐고 묻는 사람이 있다. 이 역시 좋지 않다. 치약에 들어간 연마제는 미세하게 작은 입자다. 아마도 치약에 들어간 연마제를 알갱이로 느끼는 사람은 없을 만큼 작은 입자이다. 연마제가 들어갔다는 것을 거의 느낄 수 없을 정도로 미세한 입자의 연마제를 쓴다.

그런데 소금이나 죽염처럼 피부로 느껴질 만큼 알갱이가 큰데, 그걸로 닦으면 치아 에나멜이나 시멘텀에 되돌릴 수 없는 상처를 남기는 것은 뻔한 일이다.

한 번 손상된 치아 표면은 영원히 회복되지 않는다. 치아 머리 부분인 크라운의 맨 겉 표면인 에나멜은 그야말로 도자기처럼 매끈매끈하다. 그런데 소금으로 닦다가 그 알갱이가 치아 표면에 스크래치를 낸다면 어떻게 되겠는가? 손상된 에나멜 표면에는 영구적으로 잔금이 간다. 커피나 김치찌개를 먹을 때마다 그 잔금이 난 부분에 색소 침착을 일으켜 치아는 누레질 것이다. 심하게는 에나멜 층이 파괴되어 신경까지 손상을 가져온다.

치아 뿌리 부분은 어떨까? 치아 머리와는 비교도 되지 않는 큰 손상이 생긴다. 나이가 들면서 치아 뿌리 쪽의 퇴축도 만만치 않다. 그런데 이 노출된 뿌리 부분에 소금으로 양치질을 하면 치아 뿌리 부분은 굉장히 시리고 민감해 진다. 치약을 사용하여 양치질을 할 때도 회전법으로 조심스레 살살 해야 하는 판국에, 소금으로 양치질을 한다면 그야말로 '죽어라 죽어라'하는 행위다. 치아 입장에서 보면 자살행위다. 크라운 부위보다 치아 뿌리 부분이 더 민감하고 마모도 쉽게 되기 때문이다.

　크라운 부분은 그나마 아주 딱딱한 도자기 같은 재질의 에나멜이 감싸고 있지만, 치아 뿌리 쪽엔 에나멜 대신 시멘텀이라는 조직으로 되어 있다. 시멘텀은 백악질이라고도 불리며 에나멜보다 훨씬 무르다. 만일 이 부분을 소금으로 닦았다가는 그야말로 시멘텀은 다 벗겨져 더 빠른 치아 내부 조직의 손상이 온다. 그러니 제발 시대를 역행하는 행위는 하지 말자.

옛날 옛적 우리 선조들은 치약이 없어서 어쩔 수 없어서 소금으로 양치질을 하셨겠지만, 굳이 지금의 우리가 그럴 필요가 있을까?

지금은 너무나 다양하고 좋은 치약들이 많이 나와 있지 않은가? 그것도 충치 예방, 풍치 예방, 구취 제거, 미백 치약 등 아주 다양하게 필요에 따라 골라서 쓸 수 있을 정도로 말이다.

치아 증상에 맞게 골라 쓸 수 있는 시대다. 그러니 제발 소금으로 양치질해도 되냐는 질문은 더 이상 하지 말기를.

이가 시려요, 왜 그럴죠

이가 시린 사람은 정말 많다. 흔히 생각하기엔 연세가 많은 사람들만 이가 시릴 것 같지만 실상은 그렇지 않다. 최근에는 식생활의 변화 때문인지 젊은 환자들이 이 시림을 호소하기도 한다.

탄산이 강한 음료, 에이드 계통의 음료는 이를 시리게 한다. 계절에 상관없이 차가운 음료와 산성이 강한 음료를 자주 마시면서 나타나는 현상이다.

콜라에 치아를 이틀간 담가놓을 때에 치아가 녹아서 사라진다는 유명한 실험이 있다. 그만큼 강한 산성은 치아를 부식시킨다. 게다가 차가운 얼음이 가득 든 슬러시나 에이드 계통의 음료는 찬 온도와 산성이 만나 치아를 시리게 하는 데에 아예 강한 시너지 효과를 낸다. 하지만, 어쩌랴? 이 달달하고 시원한 음료의 유혹으로부터 누구도 자유롭지 못하다.

이가 시린 또 하나의 흔한 원인은 충치다. 이 이야기는 너무나 당연한 이야기다. 치아 맨 겉을 싸고 있는 에나멜 층이 충치균에 의해 파괴되어 무너지면 그 안의 신경까지 무너지는 것은 순식간이다. 일단 에나멜 층이 무너지는 순간부터 이는 시리게 된다.

그런데 치아 씹는 면의 충치는 금방 볼 수가 있는데 치아 옆면이나 뿌리 쪽 충치는 육안으로 관찰이 어렵다. 옆 치아나 잇몸에 가려져 잘 안 보이기 때문이다. 그러니, 치아가 조금이라도 시리기 시작할 때에 치과에서 정밀 검진을 받아야 한다.

또 하나의 시린 원인은 풍치, 잇몸 질환이다. 잇몸에 염증이 있으면 잇몸이 부었다 가라앉았다를 반복한다. 잇몸이 부었을 때에는 이 시림을 잘 못 느낄 수 있다. 그러나 치아 잇몸이 가라앉을 때마다 잇몸이 퇴축한다. 결국엔 치아 뿌리 부분이 노출되는 게 잇몸 질환의 말로다.

아예 잇몸이 주저앉아버리면 안 시리다. 치아 시멘텀인 뿌리 쪽 노출 부위가 아예 적응이 되어 이 시림을 거의 못 느낄 수 있다.

이가 시리다고 호소하는 사람들의 특징은 꾸준히 시리지는 않다는 것이다. 보통 그 시림의 정도가 심했다 가라앉았다 한다. 특히 풍치가 있다면 더 그렇다. 풍치는 만성 질환이기 때문이다. 결국 치료가 반, 관리가 반이다. 정기적인 치과 검진과 스케일링 뿐만 아니라 집에서의 자가 관리도 중요하다.

마지막으로 이 시림의 원인은 치경부 마모증이다. 이 닦는 방법이 잘못되어 생기거나 과도한 저작력, 두 가지 중의 하나가 원인이다.

어떤 사람이 매일 강하고 질긴 음식을 씹는 습관이 있는데, 양치질까지 강하게 옆으로 한다고 상상해보자. 아마 치경부 마모증이 어마어마하게 심각해질 것이다. 아마도 신경까지 치경부 마모증이 진행되어 치아 뿌리 부분이 파여서 신경치료를 할지도 모른다.

때로는 신경치료를 미루고 미루다가 노출된 신경 부위로부터 치아 전체에 감염이 일어나 치아 뿌리를 둘러싼 염증이 생기는 경우도 많다. 어느 날 갑자기 턱과 얼굴이 퉁퉁 부어 치과를 방문하게 된다. 결국 그 치아는 발치를 하게 된다. 그런데 혼자 발치를 하면 억울하지 않은데, 그 옆 치아까지 발치하게 되는 경우도 비일비재하다.

지금까지 이 시림의 원인을 살펴보았다. 산성이 강한 음료, 충치, 풍치, 치경부 마모증이 대부분의 이 시림에 대한 원인이다.

환자 스스로는 이 시림의 원인은 진단하기 어렵다. 그러니 이 시림이 계속되면 치과에서 검진을 통해 그 원인을 알아보고 치료를 받을 수 있도록 하자.

치과의사들이 하는
그들만의
치아 관리법

펴낸날   초판 1쇄 2020년 8월 5일

지은이   이수진

펴낸이   강진수
편집팀   김은숙, 백은비
디자인   임수현

인 쇄   (주)삼립인쇄

펴낸곳   (주)북스고 | 출판등록   제2017-000136호 2017년 11월 23일
주 소   서울시 중구 서소문로 116 유원빌딩 1511호
전 화   (02) 6403-0042 | 팩 스   (02) 6499-1053

ⓒ 이수진, 2020

ISBN   979-11-89612-73-3   13510

이 도서의 국립중앙도서관 출판예정도서목록(CIP)은 서지정보유통지원시스템 홈페이지(http://seoji.nl.go.kr)와
국가자료종합목록시스템(http://kolis-net.nl.go.kr)에서 이용하실 수 있습니다. (CIP제어번호 : CIP2020031367)

책 출간을 원하시는 분은 이메일 booksgo@naver.com로 간단한 개요와 취지, 연락처 등을 보내주세요.
Booksgo는 건강하고 행복한 삶을 위한 가치 있는 콘텐츠를 만듭니다.